中华名医传世经典名著大系

曹存心传世名著

〔清〕曹存心　著

李翊森　点校

天津出版传媒集团

天津科学技术出版社

图书在版编目（CIP）数据

曹存心传世名著/（清）曹存心著；李翊森点校
. -- 天津：天津科学技术出版社，2023.4
（中华名医传世经典名著大系）

ISBN 978-7-5742-0870-4

Ⅰ.①曹… Ⅱ.①曹… ②李… Ⅲ.①中医典籍—中
国—清代 Ⅳ.①R2-52

中国国家版本馆CIP数据核字（2023）第056681号

曹存心传世名著
CAOCUNXIN CHUANSHI MINGZHU
策划编辑：吴文博
责任编辑：梁　旭
责任印制：兰　毅
出　　　版：天津出版传媒集团
　　　　　　天津科学技术出版社
地　　　址：天津市西康路35号
邮　　　编：300051
电　　　话：（022）23332392（发行科）23332377（编辑部）
网　　　址：www.tjkjcbs.com.cn
发　　　行：新华书店经销
印　　　刷：河北环京美印刷有限公司

开本710×1000　1/16　印张19.75　字数145 000
2023年4月第1版第1次印刷
定价：138.00元

读名家经典
悟中医之道

扫描本书二维码，获取以下**正版专属资源**

本书音频 畅享听书乐趣，让阅读更高效

走近名医 学习名家医案，提升中医思维

方剂歌诀 牢记常用歌诀，领悟方剂智慧

- **读书记录册**
  记录学习心得与体会

- **读者交流群**
  与书友探讨中医话题

- **中医参考书**
  一步步精进中医技能

扫码添加智能阅读向导
帮你找到学习中医的好方法！

操作步骤指南 ① 微信扫描上方二维码，选取所需资源。

② 如需重复使用，可再次扫码或将其添加到微信"📦收藏"。

总目录

总目录

琉球百问

《琉球百问》题词

辽海衔书使，蓬山与宴身。赐衣荣毳荬，曳履仰星辰。风貌虬髯古，方音觖舌新。宾鸿班肃肃，候燕语津津。暖戴长安日，熙随茂苑春。胥江容暂泊，岛服意先申。药裹携参术，征途倦苦辛。剧怜民病未，谦致国无人。细绎眠蚕字，纷贻织贝巾。虚心归案断，定分别君臣。疾痛原无外，编摩得见真。棹歌花下发，去去莫逡巡。

贡使还中山，道经吴门，告留一日，问医于乐山氏，并以"百问"求审。纪十二韵。时道光七年丁亥四月十四日，饭罢无事。高阳许谔录于吴郡长春仙馆。

杨 序

  国朝嘉、道间，以医名吴下者，推曹氏仁伯先生。先生生常熟，居苏垣。以儒生通医术。不泥成法，不执古方，变化从心，神明矩矱，以故从游者如云，而名驰于域外。生平述作最著者，曰《琉球百问》。昔《内经》设君臣问答，以明经络、脏腑、治疗之原；汪机作《针灸问对》，以发《灵》《素》《难经》《甲乙经》之义；方有执著《条辨》《或问》等书，为南昌喻氏所私淑。是皆原本《经》训，体例相同，方之此书，后先媲美矣！

  琉球，东海小国耳。其臣吕凤仪，于道光丁亥年奉使来华，道出吴郡，谒见先生，请业请益，执弟子礼甚恭。观其所列"百问"，剖析毫芒。非博通斯理者，恶能及此哉！而先生随证疏明，穷源意委，或治本经而先及他经，或论此证而兼通彼证，发挥则层出不穷，精约则片言可了。学者深思而会通之，洵足以为证治之津梁。宜乎吕君佩服弗谖，逾五稔，而复贻书进质也。夫《东医宝鉴》一书，所载证方，至详且备。中国相传，"经方"之外，别有所谓"海上方"者，其原亦出《神农本草》。说者谓岐黄之学流播海外，由来已久。勤思好善之士如吕君者，今古不乏其人。而吾吴名医，自薛立斋、吴又可、王中阳、缪希雍诸人倡于前，国朝以来，若尤在泾、张石顽、徐洄溪、叶天士，皆卓卓有声，显名当世。先生上接群圣，下集众长，岂特瀛岛所钦仰，抑亦华夏群相尊信也。先生哲嗣一如，学博能传其业。咸丰初，以是编授梓人，会粤匪东窜而佚。今先生之孙博泉、玉年两君，复哀集残简锓行之，以成先志。首列《琉球百问》，附以《语录》暨《过庭录》《延陵弟子纪略》。由是先生一生精力之所存，与其学识之所至，可以窥见一斑云！

光绪七年岁次辛巳秋七月既望
古虞姻世愚侄杨泗孙拜序

曹君乐山家传

同里许廷诰撰

　　昔者，吾先君子友教垂六十年，自里门以及四方，远而至于海外，门下著籍无虑什佰人，而曹君乐山特以医名盛于时。乐山之于医也，法三应验十全，远近莫不称能。无论方舟、连骑，曳裾迭迹，望衡投止，日尝不暇给。至使岛夷之君长梯航效贡，取道胥江，雁臣衔书，弊肃起居，条件百病，谦谨致问。呜呼！何收名若是？其远且重也夫！然传乐山者宜言医，顾余交乐山久，知其医之外可传实多。爰诠次翔实，授诸孤文澜藏于家。

　　按君讳存心，字仁伯，乐山乃别字，常熟福山人。祖裕德，本高氏。康熙中，曹公子民，其母舅也，无子，继为后，遂承曹姓。父振业，即愚溪。封君有阴德，事见韩司寇所著《家传》中。子男四，君为长，数岁就外傅，动止循规矩。封君性严，居贫，家无臧获，若汲井涤场诸劳苦，咸役使诸子，稍拂意，即遭谴诃。君敬凛无违忒。封君夫妇春秋高，食指日繁，重力难支，忧形于色。君承颜心忡忡，矢攻苦夺命，博一衿娱亲心，又念一衿不足支门户，乃揪被走吴阊，受业于薛先生性天。惟时衣履之朴陋，囊橐之空虚，见者多靥笑，独先生具人伦鉴，一见赏识，语人曰："曹生非终窭人也，异日光吾道者必曹生。"饮食之，阴护持之，下榻位置焉。君感奋，愈自涿摩，尽发先生所藏灵兰诸秘复，帏灯焠掌，常卧不宽带，积十稔，而业大成。封君乐其艺之成也，来就养。见一堂之中，参错杂沓，坐者、卧者、伛偻者，有起行盘辟，体投地而手膜拜者。封君曰："嘻，技至此耶！微先生不及。"此后先生卒，君经纪其丧，遗书付与梓。君虽发闻成业乎，然自奉俭约，食不重味，衣不袭华，襟怀洒脱，谈吐无俗韵，遇贵盛无翕翕热。为子择师，必名儒硕彦。布交寒素，缓急时有亲故待以举炊者，不可一二数。所亲有婢嫁，及期而约未如限，主妇利其手技，不听赎，君知焉，代偿其券，遣还之，绝不令女父兄知惠之出于己也。厚施不责报，古人以为难，况不欲其知焉者乎！初寓窦妃园，后卜居长春巷，与元配陈硕人睽居者十年，至是携子女偕来入室。当是时，天伦聚顺，乐意一庭，政由中馈，而外无闲言。无何，硕人卒。封君晚病偏废，念不忘钓游，还居北街，老屋卑隘甚，君斥旧更新之。季弟荣，疗疡招来同居，以其能辨物味，识佐使，为封君具办药裹。仲叔两弟侍于家。足力往返福山，凡干糇脯修之属，日继时至，如亲视膳。逮封君没，以北街屋与弟，而己不复有。先是，东湾有屋数椽，封君赁居久，心欲得之，主者居奇。封君卒后，主者高悬其值属意君，人有尼之者，君曰："吾先人魂魄所系恋也，祠之宜"。痛母尹太君不待养，祭祀必泣。其尽养尽享，善承先志，类如此。丁亥九月，祠宇落成，讲求士祭，笾豆有秩。文澜时将为君治六十寿觞，君不许。即于初度日率子弟质明将事，觞饮已遍，乃料租佣，别高下，均肥瘠奇偶而瓜分之。授同产弟人亩六十，妹既嫁者各十亩，余悉区定为祠墓家塾书田。牒上大府，藏计籍于有司。爱君者谓今而后可少息肩矣，然犹闵族多敝劼，思师法曩哲置义田以赈恤困乏，赍志不遂，至死犹以为恨。

余之得交于君以先君子，时君甫弱冠耳！嗣余奔走南北，别去三十年，自江右归来，君扫榻待我，岁以为常，一灯荧然，相对谈夜分。呜呼！今君死矣。中郎不作，有道谁碑。君有千秋，不终泯泯。君尝谓："余六十后当息影著书"，丹铅无少间，文澜亦既通乎艺矣。他日裒集枕稿，择其尤精，剞劂传世，则不朽者在是。余虽老，或尚得为君序之。

许廷诰曰：乐山之欲置义田也，蓄念者十年。余亦时怂恿焉。假而经理得其人，则源远流长，殆将润及三族。一丈夫赋闲，至于为儒官，终岁不得过问纤细。慨自丁丑迄今，出纳略无可稽，殁身之日，反致债帅累累，是岂疏于财者之过也欤？

　　年四十有一，思虑过多，性情抑郁不畅，嗜酒贪色，喜怒不常，心神恍惚，夜卧不安，怒则亲疏不避，指非为是，骂詈不止，或持刀相向，喜则起居清静，言出循理。其病将发，必放量饮酒而后举发也。病已十余载。六脉弦滑，两尺纯弱，二便如故，胸膈痰多，呕逆作吐，俱是带痰，心下留饮，漉漉有声，饮酒之后，其症尤甚。饮食能进，肌肉肥胖，手足烦热，忍寒恶热，又多心战，眼睛不定，舌红带白，润而不燥。曾与安心丸、定志丸、寿脾丸等不效，改用清心滚痰丸除其肠胃宿痰，又不见瘥。或谓宿痰，或谓酒癫，或谓惊悸，或谓怔忡，或谓心肾不交，诸医论治，纷纭不一。若据于饮酒房劳过度，而谓心肾脾胃之虚弱，则饮食起居如常，房事尚强，所见之症亦多属实；据于饮食起居不衰，而谓心肝之实，则病已久，酒色不绝，所见之脉亦带虚也。故虚实难辨，补泻难投也，所用之药皆不见效。恭求国手，乞赐良方，是获再生之德矣！

　　人年四十有一，多思多郁，怀抱不舒，聊借酒色以自娱，渐渍浸淫，诸症蜂起，迟之又久，往往归入癫门，而成癫病如狂之候。前案言之详矣！辱承再问，以将发之前，放量饮酒，饮酒之后，见症尤甚云云。因思酒者清冽之物，性喜渗入，不随浊秽下行，而其渗入之区，从胃入胆，胆为清静之府，以清受清，同气相求故也。夫以酒之冽性，惟胆独能当之。胆之性，能担当，亦善张皇。每见好饮者，将至半酣，虽懦夫有挥拳骂座之胆；虽窭人有千金一掷之胆；虽狷士有钻穴逾墙之胆；甚至拘墟之徒有舞剑杀人之胆；放浪形骸之辈，一饮数斛，有不顾余生之胆。非其素性顿殊，夫非滋扰于酒乎！故曰：酒之流生祸也。然酒之病人实繁，而其人之受病，实有较他人不同者。盖他人胆受酒洌，渗人五脏之中，或睡或笑，或嬉戏多言，感于中，形于外，其势从分。兹则性情抑郁，即无酒意，肝亦容易暴升，况肝为里，胆为表，表里相通，感动尤捷。胆经热性满溢于中，投之以狂药，未有不直入于肝。肝主怒，怒则叫嚣骂詈，不避亲疏，兴焉、悖焉，谁能御之？实以肝乃阴木，胆乃阳木，阳木之阳，并攻阴木，阴木之热也滋甚，而欲其不癫病如狂，能乎？否也。夫曰如狂，初非真狂，乃酒之癫也。当其未发癫时，多思多虑，怀抱抑郁，不能放开，得有忠告善导者，原可因事遏抑，一至放量而饮，酒固乱真性，色且荒于嬉，酒色之所伤身者，谅非纸上空谈所能竟也。昔我有先正，其言明且清，一则曰惟酒无量，再则曰不为酒困；其于好色，则止于不淫。人能铭诸座右，佩诸垂绅，触于目而警于心，有不节嗜欲而尚肯沉溺不返耶？即或三杯两盏，断不至为色媒，即或佳冶当前，不过逢场作戏。是饮食男女，人之大欲所存，难乎免俗，要贵知止不殆耳！夫果能知止，不惟湿热之最，心下之饮，俱从呕吐而出，可以向愈，即手足烦热，眼睛不定，舌红不干，久著少阴、阳明，益造其偏之火象，亦因积精渐富，葆养元神，而得一水可以胜两火，一水可以胜五火之明验也。阴平阳秘，精神乃治，全在自己节欲。生死关头，盖可忽乎哉！

贵国居天下之东，东方生风，风生木，木生酸，酸生肝，肝生筋，筋为刚者多矣！而体质丰满，肉为墙者，又在此人。人之失于检束而好色，地气使然，而今而后，搏节爱养，犹可以作完人。若犹以酒为浆，以妄为常，假使良工如古人者，将有何法以处此乎？必也阴行而妙其用，用镇肝凉胆之品配入酒中，每日饮而不醉，饮法同而酒性异，混合一家，使平生之肝胆热气弥满留恋者，即借酒意转为响导，渐渍渐清，乃克有济也。

大生地八两　竹茹二两姜水炒　党参四两　橘红二两　西洋参二两　绿豆八两　白芍二两　银花三两　云茯神三两　淡竹叶四两　半夏二两姜制　青黛一两水飞　酸枣仁二两　生甘草一两　龙齿五两　铁落四两研细　枇杷叶五两去毛,姜水炒。

取平日所饮之酒十斤，将药浸入十四日便可饮。饮尽再以此药捣烂如泥，再浸酒五斤，七日便可饮。

另：每朝取大荸荠四个去皮切　陈海蜇二两漂淡　葛花一钱绢包　鸡距子三钱　煎汤服。

男子年过三旬，常好厚味，胸腹痞满，终成臌胀，六脉沉实。与分消汤不效，又兼嗳气作酸，改用香砂和中养胃汤，又不愈。

地食人以五味，味有厚薄，本不可偏，偏于厚者，多郁为热，热胜于胃，则水谷之湿莫不受其薰蒸。湿热互结，清浊相干，气难通泰，腹自痞矣。当时失于开痞，满之于前，胀之于后，脉息沉实，嗳则味酸，以昭六郁之形，即宗六郁例治之，有何不可？

越鞠丸　炒楂　麦芽　赤苓

年近半百，酒色过度，腹胀脐突背平，小便不利，大便闭结，脉虚而微。用肾气丸、参附理阴煎，壮原汤等剂不愈。

肾主二便，开窍于二阴。二便之阴不利且结，肾脏下虚，无力以开其窍，不问可知。酒为色媒，精气多薄，温补等法原属相宜，无如酒为湿热之最，热性归之于胆，湿性归之于脾，脾湿传于胆者本难，胆热传于脾者则易，腹从此胀，脐凸背平，中上两焦之邪既经满布，则五十始衰之年，下焦独能安乎？而况肾因色虚，酒之湿热尤易乘虚而入，入则湿热之邪秘而不宣，不足之肾反似有余，此

11

二阴之窍，所以失其滑利之常也。附方于后：

朝服水泛金匮肾气丸，晚服小温中丸。俱用开水下。

年三十余，常好酒色，又兼思虑过度，不得安睡，如见鬼状，妄言谵语，心悸恍惚，或笑或哭，喜怒不常，千奇万怪，无所不至，六脉或弦或数，大小变易不定，饮食能进。归脾、寿脾、七福、右归，安神化痰、清心清热等剂不效。

四八乃三十二岁也。筋骨隆盛，肌肉满壮，虽酒色思虑时或有之，内不至于滑其骨髓，外不至于耗其血肉，病安从来？惟好内过度，思虑过深，未免神明汩乱，以使阳明胃府不和少寐，且使所贮之痰浊上蒙清窍，妄见妄言之意象，乍大乍小之脉息，接踵而来，每多实症。聊拟方：

礞石滚痰丸钱半开水下。七日可清。

男子色欲过度，自汗盗汗，午后发热，咯血咳嗽，倦怠无力，少纳，吐痰，泄血，咳血，吐血，六脉沉数，肉削。用补中益气、参术调中、六味、十全大补、八味回阳饮不效。

阴以阳为根，阳以阴为宅，二者本不可偏胜。若色欲过度者，阴从下降，阳自上升，阴不内守，阳必外战，是以盗汗、自汗、咳血、便血，蒸热无力，少纳肉削，无往而非偏之为害也。补偏救弊，以制阳光。

朝服八仙长寿丸，晚服当归六黄汤。

有传尸病者，于病人未死之前，逃于他所而幸有免者，此说有否？

传尸之虫，每传于同气骨肉之人。一法当传尸病者之将死也。

其骨肉之人离异一室，不使相近，则虫不能传。又有法外之法，将传尸劳病之人，预先多服獭肝以斩其虫，且截其根，更为上着。

患疝多年不愈，囊脚肿大，行步不安，硬如石头，有时流脓水，小便不利。治湿理气及诸疝方，兼投不愈。

疝有三说，每说皆七，三七二十一说，其实皆各说其说而已。此疝则更出于各说其说之外，名为小肠气。夫小肠气，又有寒湿、湿热两途。如囊脚肿硬，脓水时流，小便不利，原在湿热之条，不可与寒湿之疝同日语也。宜以加味通心散合二妙散。

瞿麦　木通　甘草梢　黑栀　连翘　淡芩　川楝子　肉桂　车前　灯芯　淡竹叶　茅术　黄柏

中年胃脘作痛，饮食不下，或食下良久吐出，或随食即吐，大便燥结，面黑肉削，呕逆吐痰，有时饮食倍常，不妨咽喉。平日好酒。与顺气化痰，温脾、养胃及六味、八味不效。

胃脘当心而痛，其痛有九，痰、血居其二焉。二者之因，因于耽饮者居多。盖温饮下咽，积湿生痰，阻气作痛；热酒入胃，动血成瘀，阻道亦痛。无怪乎膈咽不通，饮食不下，大便燥结，面黑体瘦，以昭营卫干涩之状。若得痰血一消，营卫流行，通则不痛矣。第恐后来饮食自倍，肠胃乃伤，未免复蹈前辙，慎之！慎之！拟三子养亲汤合旋覆花汤加味。

苏子　莱菔子　白芥子　旋覆花　青葱　大麻仁　瓦楞子　瓜蒌仁　新绛

另：玄明粉钱半　红曲钱半　痛时火酒送下。

年四十余，劳伤过度，咳嗽，吐血痰，久而不已，入夜发热，

呕吐痰血，音不清，喉痒痛，胸中隐疼，坐卧不安，形体衰弱，少纳，自汗，盗汗，脉微细数而弱。用补肺、补脾、八味、蜡矾等方不效。

五脏六腑皆令人咳，非独肺也，然总不能出此门户。所以病日经久，声音不清，咽喉痒痛，先形其一损损于肺。据述病起于劳倦，夫劳倦必伤脾，脾咳不已，则胃受之。胃咳之状，咳而呕。脾胃俱病，土气益虚，则母病及子，土不生金，金难完复，已属重候，而况脏腑皆失其荫。此胸中隐痛，脘部少纳，坐卧不安，形体衰弱，入夜发热，自汗盗汗，脉微细弱等症，所以相继而来也。在初时，可以《金匮》麦门冬汤加枇杷叶、茅根，共成止逆下气之法；后来生脉、六味亦可投之。

年四十外，患悬痈十余年不愈，脓血不止，疮口不收，或小便从疮口出，或肿痛难忍。服补气血，扶脾胃及六味、八味、大补丸之类，外敷解毒生肌之药，虽稍好，不能全愈。

悬痈生于谷道之前，阴器之后，乃三阴亏损，湿热结聚而成。十余年疮口不收，小便从疮口而出，已成坏证，所以时重时轻，不能全愈。此系本人先天尚好，实因失于调治，未以湿热化清，留于穴中所致。

国老膏化汤吞服蜡矾丸，间日用之；常以黄明胶，日服三钱为是。

年四十余，痔漏多年，大便闭结，脓血不已。初用清凉之药不应，又与补剂不效。

古人云：小肠有热者，其人必痔。痔之所因不一，痔之形状亦不一，姑置勿论。此痔多年，经久成漏，虽无穿肠久漏之苦，而大便燥结难通，脓血秽汁下无虚日，似有脏毒之形。仿脏毒例治可也。

槐花，猪脏为丸。

左胁下及两股肿痛，忽脓水自出碗许，后来流脓不止，腰屈难伸，肌肉渐瘦，行步不便，或寒热少食。用补血气、养脾胃、补阴壮筋之药不效。

尝闻肝脉布于两胁，脾邪留于两髀。髀、胁之处既困，营气不从，逆于肉里，乃生痈肿，肝脾之同病显然。脓水流矣，其毒应解而尚不能收口。腰屈难伸，行步不便，昭其肝虚不能生筋也。肌肉渐削，饮食少进，昭其脾虚不能生血也。寒热往来，不时举发，昭其肝脾营卫之皆虚，两不和谐也。然则归脾、养荣，与此的对，可服百剂无疑。

归脾汤　人参养荣汤

年过三旬，杨梅疮愈五六年之后，遗毒结聚，咽喉腐烂疼痛，饮食难下，声哑，鼻汗，行步不安。用臭药、摺药暂好，日后再发如前，形瘦色黑，脉微细数。用补剂及五宝丹等稍好，不能全愈。

杨梅疮，乃时疮也。或从气化传染，或从精化欲染，不必详明。盖此时已成结毒，一而再，再而三，内而脏腑筋骨，外而血肉营卫，无不枯槁，以致形瘦色黑，脉息微细，未便再以毒论为主。十全大补汤加土茯苓为宜。

十全大补汤加土茯苓四两。

年四十余，右胸腹酸痛，呕吐酸水，发有微甚，形瘦食减，多食多痛，少食少痛，脉迟微细。十余年前曾食鸡肉，腹痛呕吐，自

后时作时止。医以食积治，不愈。进理气健脾丸、大和丸，又不愈。用温补脾胃之剂，少加化痰止痛之品，亦不愈。

食入而痛，是有积也。先哲之言，岂欺后人。今既痛呕微甚随食多少而作，遵食积例治，竟不见效，转用健脾等法，亦无所长。因思少纳体瘦，本可以枳实理中汤攻补兼施，况此汤能治久积，虽数年之积，遇之往往应手获效。

枳实理中汤

年逾四旬，寒热交作，筋骨疼痛，不能转侧，日久髋膝肿大，腿脚消细，少食形瘦，六脉浮大，按之微细。用大防风汤、补中益气汤及六味、八味丸等剂俱不效。

鹤膝风者，即风寒湿之痹于膝者也。如膝骨日大，上下肌肉日枯，且未可治其膝，必须先养气血，使肌肉渐荣，后治其膝可也。此与治偏枯之症大同小异，急溉其未枯者，使气血流行，以复常度。前言可法，未便拟一呆方。

年过二十，阳明经气冲穴发一肉瘤，并不疼痛，渐渐长大尺余，数年后出清脓五、六碗，平复如旧，后仍渐大如初，又出清脓五、六次，遂身瘦骨落而死。

瘤有五，肉居其一。当其长大之时，渐渐起一头粒，夫然后清脓从此而出。宜于清脓未出以前，头粒初起之时，即用外科升降之降药微微擦些，间日用之，使其渐溃，到底何至于死。

年五十余，阳明经迎香穴发一个黑痣，如指尖大。用艾灸之，终败窍如杨梅毒，干而无脓，渐渐长大，终及Ħ面，诸药不效。

面无好痣，于点为宜。然点法用石灰、糯米捣和，些些点在痣上，三日夜自然脱落。若用艾灸，则伤肉矣。肉伤于他处犹可，而于面部最不相宜。盖面为阳，艾亦为阳，两阳相遇，火毒自生，既伤痣处，延及四旁，势使然也。不去其毒，漫无愈期。可以麻油调绿豆粉，日涂一次。

年二十余，委中穴发棉花疮。用解毒药不效，又用五宝丹不效，又用擦四脉灵丹不效，终上及股胕，败烂骨露而死。

肾有邪，其气留于两腘，腘即委中穴在焉。形如棉花疮，发于此穴，所谓精化，乃肝肾受毒，其患先从下部见之是也。毒在骨髓，宜从骨髓提之。既提之后，元气虚者，又须归灵汤内托焉。

归灵汤

当归　川芎　白芍　熟地黄　米仁　木瓜　防己　白藓皮　花粉　银花　人参　威灵仙　白术　甘草　牛膝　土茯苓

年二十余，一日渡水感寒，发热头痛，忽眼睛突出，胀痛无光。用荆防败毒，头痛即止，脉洪大而长，重按似弦，虚里穴动脉跳如杵米，饮食如故，二便如常，并不咳嗽。愚疑劳症，即用六味、左归、桂附地黄、右归、十全大补不愈，身瘦而死。未知何症？

胃之大络，名曰虚里。其动应衣，宗气虚也。此更跳如杵米，明是胃本阳土。前服败毒散，将外风散尽，头痛等症幸而即止，殊不知身中肝经之风性，即乘风药上升，来克胃土，后来风性能食，风消即瘦，皆由于此。是败毒之服偶中于前，而虚里之病渐开于后矣。如以甘麦大枣汤与芍药甘草汤兼治，未识是否？

炙草　小麦　大枣　白芍

年五旬余，背痛不能就枕，枕则胫背疼痛难忍，凭几而卧七月。愚疑痉病，即用荆防败毒、五积散、桂附八味丸、大防风汤之类，不效。

腑而不能仰，尻以代踵，脊以代头，形容少阴病也。五十余岁之人，肾气已衰，未免有之，然亦不至升逆太甚。卧难着枕，兹因背痛而然，必有所戾其背者矣。太阳之经，行身之背，背有外来之风湿，内积之瘀痰，皆可作痛。痛因风湿者必缓，痛因瘀痰者必急。据述痛不可忍，并不可以转移，非痰即瘀，瘀则地龙汤；痰则苓桂术甘汤加椒、附，皆可选用。

地龙汤

地龙　肉桂　桃仁　羌活　独活　甘草　黄柏　麻黄　苏木　当归梢

痢疾赤白，里急后重，脓血下痛减，大便下痛甚，久不愈，肉削少纳。用芍药汤、四君子、参归芍药、胃风汤、胃关煎之类不效，遂至六、七年不愈。

痢有赤白，白自大肠来，赤自小肠来，所以赤白之色，不分阴阳而分气血，前人论之详矣。当痢之时，痛则为实，不痛为虚，若痛随痢减，其为实而不虚也无疑。乃若大便下时，痛势反至不可忍者，或因痢久不痊，变为痔疮，或为脏毒，二者一经大便，无不痛剧。节外生枝之病，当于活泼泼地求治。

脏连丸

伤寒真阴之症五、六日，用回阳救急、加味理中、附子理中之剂，病渐愈，至十四、五日之后，精神困倦，饮食不进，忽发气喘而死。

伤寒阴症，回阳救急等法，用仲景温里之条，于意正合，可谓先得我心也。速则七日来复，迟则天地之气半月一更，人身之气亦半月一更，更则元气未有不复，复则愈矣。此乃半月有余而亡，明明肾气独绝。

中风之症，僵仆眩倒，不论虚实，痰有无，即用加参三生饮、加味理中药而得始愈，然未能全愈，三、五年或十余年之后，带病而死，断是有药不的之处。

中风一证，无论夹痰、夹气、夹火，总以阳虚邪害空窍为本。先生已用三生饮等方，虽古贤治法，亦不外是，所以向愈原有期也。既愈后，自知葆养，永戒肥鲜，或旁人谨慎调护，不使乱食多气，则百年有身，可收桑榆之晚。虽或五年、十年不等而死，较之三年即死者远矣。兹所疑者未能全愈，终归带病而亡，都在中经、中络、中腑三者条内，或有所夹未经清理，即于此三中之中，以求三夹之夹，循序治之，或求其内风之习习，或求其阳虚之不充，皆神而明之之事，未便悬拟。

伤寒发热二、三日，谵言妄语，胸膈烦躁，饮食不下，不省人事，六脉浮数无力。医认虚证，用麻黄附子细辛汤不应，改用回阳救急汤，不待三帖而毙。按此症脉浮数无力，里虚有表邪。欲发汗，里愈虚；欲补里，表不解。症亦系急，当用何方？

伤寒有五，温、热居其二焉。昔贤云：风寒之邪，一汗而解；温热之病，投凉则安。此伤寒才起二、三日，即见谵妄烦躁，不省人事，是属温热之邪。初则葱豉汤，中则黄芩汤、清心凉膈散，末则犀角地黄汤、白虎汤等方，皆有成法可师。至于虚脉虚证，夹杂其间，又有人参败毒散、九味羌活汤与小柴胡汤、竹叶石膏汤并玉女煎、黄连阿胶汤，亦皆有条例可循。若谵语烦躁，不因此而见者，或夹食，或夹痰，则温胆汤、涤痰汤、小陷胸汤、牛黄丸、至宝丹之类，无不可择所宜者兼理之也。地处东方，真伤寒症应少，而此种类伤寒症，未有不多。书中所戒：桂枝下咽，阳盛则毙，与夫承气下咽，阴盛则亡。各垂炯戒，容或犯之，未可知也。

年五十余，平日好膏粱厚味，肌肉肥胖，精神自在，大便如常，小便频数，有时胃口痞满，或饮食失节，即易泄泻。一日，盖被睡着过暖，起来忽然得右手足不遂之症，然饮食能进，精神如常。此症属何经？何药乎？

肥人多湿，膏粱多痰。痰湿既多，胃气必厚，脾气必薄，薄则不能为胃行其津液。外虽有余，内实不足。结之于中则痞，注之于下则泄，旁流四肢，偏于气分则右手足不遂，轻则为痹症，重则为类中。蠲痹汤主之，六君子汤加麦冬、竹沥亦主之。

中风之症，河间主火，丹溪主湿，东垣主虚，或云外风，或云内风，或云纯虚似风者，或云八方之风者，或云六气之风者。古来说风，纷纷不一，治各不同，不知孰是孰非，有归一理乎？

所言河间、丹溪、东垣，乃四大家之三也。彼论中风，各呈偏见，已被后人冷眼觑破。爰引喻西昌论，以明厥旨。西昌曰："仲景以后，医脉斩焉中断。后贤之特起者，如刘河间则主火为训，是火召风入，火为本，风为标矣；李东垣则主气为训，是气召风入，气为本，风为标矣；朱丹溪则主痰为训，是痰召风入，痰为本，风为标矣。然一人之身，每多兼三者而有之。曷不曰阳虚邪害空窍为本，而风从外入者，必挟身中素有之邪，或火、或气、或痰，而为标耶？王安道谓：审其为风，则从《内经》；审其为火、为气、为痰，则从三子。徒较量于彼此之间，得非无权而执一耶！且从三子，固各有方论可守，从《内经》，果何着落耶？"此论精确，玩索自有得焉。

中风卒倒，不省人事。牙关紧急，痰鸣如锯，冷汗大出，手足厥冷。用三生饮加人参一两不效。

卒倒无知，最防迸入于心。当此而用苏合香丸，不独心经之邪可开，即十二经络亦无不可开。既开之后，按部就班，原可使其渐入佳境。若牙关紧急，气喘痰鸣，肢冷汗出，真阳上脱，危急存亡之秋也。黑锡丹或可挽回一二。

谷道之间患悬痈，阴囊之下结块如鸡子大，或散，或聚，或肿大，成脓色浓。即用针刺，脓出稍好。然谷道之结块坚硬，不能痊愈，经医年久不愈。予用生地四物汤加花粉、泽泻、丹皮，或国老膏用之疮上，点万能膏而减其半，未能全好。屡用线药，援其结毒，不能断根。

谷道之前，阴器之后，是海底穴。外疡生此，名曰悬痈。所用四物、国老等法，前后次序，井井有条，尚未收功，却为累事。谷道之结块坚硬，不能全平，必系三阴虚损，湿热之邪留而不去。年轻可以六味地黄汤，年高可以十全大补汤，或在二者之间，可以二方合用，加归尾、穿山甲、龙胆草做丸，作补中寓泻法，以使两全。

臌胀风劳及一切难治之症，有一效之单方，或诸病汤药兼投而有效之单方，伏乞抄写指教。

俗语云："风劳臌膈，实病难医。"难医云者，非不治也。实病根既深，蒂既固，苟非居今稽古之学问，仁人君子之用心，曷足语此。不得已而思其次，亦如谚云："读十年书，天下无可视之病；视十年病，天下无可读之书。"有此才具，方能信手拈来，头头是道。断不得印定眼目，妄拟每病每药，以失阴阳各用之理。

妇人患泄泻痢疾，二、三年不愈，时作时止，肌肉渐瘦，面目手足浮肿，六脉沉迟。与附桂理中汤、附子补中汤、加减六君子或五味子丸、胃关煎、二神丸、四神丸等剂无效。

先泻而后痢者，脾传肾也；先痢而后泻者，肾传脾也。肾传于脾则轻，脾传于肾则重。此脾传于肾，先泻后痢，其为重也明矣。面目手足俱见浮肿，六脉迟细，肌肉渐削，所取理中等汤，正与此症相合，而反不效，何也？良以时作时止，二、三年不愈，名曰休息久痢。初起失于通因通用，兜涩太早，邪留于回肠曲折之间，滋蔓难图，不死不止也。当肌未瘦，肤未浮，脉未沉之时侯，以驻车丸加减。

女，忽然发晕僵仆，口眼相引，眼睛上视，手足搐搦，腰脊强直，食顷乃苏。用驱风化痰、清火补气等药而不得效。时作时止，一月二月必发，或旬日之内举发不常，饮食倍常。

痫症有五：阴、阳、风、湿、马是也。然妄立五名，未揭底要。昔肾云：痫症之发，由肾中龙火上升，而肝家雷火亦相从挟助也。然则心热痰迷诸说，不过附会而已，未便作主。其所常服者，六味地黄汤加沉香，远志作丸；其所暂服者，丹矾丸。

丹矾丸

用黄丹一两，白矾一两，银罐中煅通红为末，入腊茶一两，不落水猪心血为丸，如绿豆大，朱砂为衣。每服三十丸，茶清送下。

多服，其涎从便出，以安神药调之。

但东方地土多热，或以虎睛丸为妙：

虎睛一对，犀角一两，大黄一两，远志五钱，山栀一两，为末，蜜丸如椒子大，外用朱砂为衣。每服十四粒，温酒送下。

妇人带下之症，形瘦神疲，面白唇青，头晕眼花，饮食少进，往来寒热。用归脾、八物、补中益气、十全大补及六味、逍遥、六君等不效。

带乃奇经八脉之一。带病多端，未便妄论其因。就形瘦神疲，面白唇青，头晕眼花，饮食少进，寒热往来而论，当以奇经药石投之。

鹿角霜　紫石英　龟腹版　当归身　杜仲　莲须　桂枝　白芍　炙草　生姜　大枣

妇人岁逾四十，右乳结核十年不愈，如石无痛，忽肿痛不可忍，正头腐烂如岩穴之凹，污汁流出腥臭，诊脉数而无力。内与归脾、八珍、十全等剂，外擦去腐肉、消肿之药而不痊。

乳岩，乃郁症也。有夫则活，无夫则死。用疏肝清胃丸，人参养营汤守之，冀其性情怡悦，气血不衰，幸甚！幸甚！若至一溃，流出污水而不成脓，则就木焉已。

女年三旬余，患右边偏头风，请走方先生烧针刺之百余处，又以艾叶灸之，忽眼睛胀出，上下胞睑不能袭合。用清凉之药无效。

偏头风，明有风邪偏之于头。化风、泄风、散风是其正法。自古以来，首重川芎茶调散，断无烧针、用艾治法。盖头乃诸阳之会，以火济火，非所宜也。无怪乎有眼睛凸出诸弊。如遇偏头风症，可以晚蚕沙二两，川芎半两，僵蚕如患者年岁之数，以水五碗，煎至三碗，就砂锅口以厚纸糊满，中开钱大一孔，取药气熏蒸痛处，一次即愈，年久不过三、五次，不再发。另以新鲜木瓜置枕边，取香气透达，引散肝风，亦良法也。

女产后烤火太过。敝国风俗，产妇必用火烤腰腹。身体发热烦躁，口干引饮，小便难通，六脉洪大而长，知是火毒入心经。用补中益气汤去白术、陈皮、柴胡，加生地、麦冬、五味、茯苓、葛根皆无效。又用加味归脾汤、新方二阴煎及寿脾煎之类亦不效。终发肿而死。

产后九禁，第四则寒也。所以产后房中避风，床多被褥，一切寒凉食物皆不可进，以使和暖。如在冬令，可以火盆置于帐外，若值夏月，则惟厚棉衣服暖护腹背，本无取乎烤火。贵处有此风俗，火毒逼入于心，亦未可知。果见身体发热，烦躁口渴，小便难通，六脉洪大，权以化法，正合仲景之产后例治。后人云：既有火邪，不得不清是也。小柴胡加黄连之类。但产后脉宜细小，不可洪大，洪大已属坏症。至于死前浮肿，或因瘀血发热，或因风邪发热，皆可以伤元气。《内经》曰："因于气为肿。"亦未可知，必须自裁。

妊娠之妇临产，儿近玉门，交骨不开，不能出生。时用芎归汤、加味芎归汤、补中益气之类无效。

交骨不开，元气不足也。大剂人参、童便入芎归剂中，助其血气，则开阖之功立见。如不即开，安心静养，当吃则吃，当卧则卧，慎忽惊惶。

产妇胎衣不下五、六日，诸药无效。饮食能进，元气虚弱，动

则发喘，无方可施，危在旦夕，束手俟死。当用何方？

胞衣不出，瘀血贯入胞中为多。蛇蜕一条，香油灯上烧灰，入麝香少许，童便调服。或加蕲艾、阿胶、苏木各一钱，麦芽末打糊为丸，名乌金丸。如喘急欲死，胞衣已烂，用牛膝汤服之即下。

牛膝汤

牛膝　当归　瞿麦　麦冬　滑石　通草　葵子（一方无滑石，有桂心）。

妇妊娠五个月，初秋患伤寒，真阴假热似阳证。欲投温热，胎难保，欲投和解，里寒急，不得已而投回阳救急汤。胎随坠，热不退，血间下，谵言妄语，饮食能进，小便色红，大便如脂，或见呕吐清水，六脉弦大无力。

真伤寒，西北本多，东南则少。江南在南，贵处在东，所见伤寒是名类伤寒，实非真伤寒也。间或有之，当用麻黄汤、桂枝汤解表为主。如表证从太阳传入阳明之经，又当用葛根汤。如表证从阳明再传入少阳之经，又当用小柴胡汤。三阳如此，而传及三阴者，仲景之三百九十七法，一百一十三方，各有三阴解表方在。如犯风、暑、湿、燥、火五者之邪，名类伤寒。而其治理，又载河间、东垣、丹溪等诸大名家书内，采取可也，未便呆用仲景方法。然仲景条例方法，仍不可舍也。若舍此不求，有如匠人舍规矩绳墨，而欲得其方圆平直也，难矣！至于真阴症、格阳症，仲景本有温理诸法，法如对症，未有不效于顷刻。据述回阳救急，胎即坠矣，是未必真阴格阳之症。果如此症，必得《内经》毒药治病，有故无殒之妙。兹既反是，宜于风、暑、湿、燥、火五者之中求之。所言热不退，间下血，谵语妄言，能食溺红，大便如脂，呕吐清水，六脉弦大无力等症，未便妄指病名，亦未便妄立方法。

妇年二十余岁，怀胎至七个月必小产。下血太多，胎动异常，小腹亦痛。安胎补阴之剂不效，又用补阴止血之剂亦不见效。此妇屡受胎，屡小产，诸药并不见效。

产书云：妇人半产，多在三个月、五月、七月，除跌仆损伤外，因内热而虚者为多。曰热曰虚，当分轻重，须多服养气血、固胎息之药，以补其虚损。若滑胎甚者，八珍加陈皮、胶、艾、条芩，气多加香附、砂仁。兹滑胎必在七个月者，肺气虚也。宜以人参、麦冬加之，宜于未交七个月时预先服用，以防其滑。倘下血胎动，腹痛，单以胶艾四物汤去熟地，加生地、黄芩三钱可也。

女人年近七旬，胃脘心痛，多年不愈。发时则从右胁冲胃口，胸背牵痛难忍，呕吐酸水，不进饮食，四肢微冷，汗出不止，喜温热，恶寒凉。止时则起居如常，稍觉精神倦怠，饮食不思。此症当用何药？

右胁下乃肺所作用之处也，又为痰所窃踞之地。其气冲胃则痛，呕吐少食，肢冷自汗，喜温恶寒，明是脾湿生痰，逆肺之用，犯胃之口，气分阻塞也。苓桂术甘汤、三子养亲汤合而用之即愈。愈后倦怠少食，六君子汤加香、砂最妙。

敝国妇人妊娠至于九个月，必用鸡一只，猪蹄二只同煎，和五味食之，称为滋血滑胎之良方。不知妊娠用之好否？

鸡属巽，外应乎木，内通乎肝，古人所以有利妇人，不利男子之说。黄雌鸡治产后虚羸，黑雌鸡治胎息不安，皆因其滋养肝血也。肝血既得滋养，凡属血肉之所，无有不为滑利，滑胎利产，理所必然。若论猪蹄，乃催乳法也。冲脉隶于阳明，阳明之血，上为乳汁，下为月水。猪蹄一物，上既可以通乳，下岂不可以通冲脉，而亦使其滑利耶？二者同食颇佳。

妇人产后五日，不论虚实，皆用猪蹄二只、鸡一只、海蛇一条同煎，和五味食之，称为消瘀血、生新血之品食之。不知可食否？

鸡与猪蹄，产后本宜。而海蛇味咸，《经》云：血病无食咸。似于产后不宜。第考海蛇之性，平而且温，可消瘀血，可补产虚，合三者共煮食之，近似有理。治既可通，习亦成惯，无疑虑也。

妇人产后，不论冬夏，昼夜烤火，熨暖腰腹，或七日，或九日才止。盖产后易犯血热，不知可用此法乎？

产后禁寒，本要暖热，当冬烤火，变作暖房，未为不可。若在春、秋两季，则于烤火不宜，温暖其衣服，绵密其帏帐，闭下其门闳足矣。若于时为夏，当仍张絺葛之帐，被褥用薄棉，衣服亦然，即所靠之枕，麦柴与菜壳最宜，通草尤良，微以薄棉盖衬，则不受暑热矣。岂可如冬月之过暖哉？

妇人平素思虑太过，经闭，形肉枯瘦，五心烦热，舌干口渴，咳嗽，吐痰稠粘，小便白浊，大便泄泻，昼夜下七、八度，入夜少寐，饮食不进，诊脉微数无力。予用加减补中益气加炮姜、五味，或加味四君汤加五味、肉豆蔻、炮姜之品与服而不效。

思虑太过，则心血耗矣。耗则胞脉自闭，月事不来。盖胞脉属心而络于胞中，心气不得下通，故月事不来也。月事不来，则水虚不能济火，无怪乎肉削，心烦，舌干口渴，咳嗽吐痰，溺浊，少寐，脉微数而无力，一派虚劳之象。当此而用六味、归脾、逍遥颇为合作。至于饮食不进，大便泄泻，脾胃已败，无从下手矣。

妇人平素思虑太过，经闭，惊悸怔忡，不寐，或歌唱大叫，狂言妄语，或啼咒，或欲妄走，不思饮食。予用癫狂门之加味逍遥，或归脾加茯神、柏子仁，或温胆，或朱砂安心丸兼用不效。

狂之为病，皆由阻物过极。如思虑太过，经闭血凝，即所谓阻也。阻之过极，变为狂矣。始如惊悸怔忡，不寐少食，继而歌唱狂妄，啼咒乱走。爰杜撰一法，取用加味逍遥散合入犀角地黄汤，可否？

妇人经闭一年半，寒热往来，倦怠嗜卧，饮食不进，变为臌胀之症，腹肚肿满，手足浮肿，小便不利，大便微泄，可坐不可卧，六脉沉，重按则得之，轻按则不应指。予用四物汤去地黄，加红花、桃仁、厚朴、枳壳、牛膝、香附、肉桂之类，或用金匮肾气丸、壮原汤、启峻汤之类不效。

先哲云：下手脉沉，便知是气。气郁日久，经闭不行，从此营卫不谐，脾胃暗衰，寒热往来，嗜卧少纳，便溏浮肿，接踵而来。归脾汤或四物汤，俱要四磨饮同用。

妇人患痢疾经年，五年脓血兼下，昼夜七、八度，里急后重，疼痛难忍，诊脉沉微有力，百方无效。予用参归芍药汤、加味六君、胃关煎，或六味丸加地榆、槐花、桃仁、红花之类，服而无效。

热痢下重者，白头翁汤主之。此下脓血，里急后重，腹痛难忍，脉沉有力，岂非热痢下重乎？白头翁汤诚为对证发药，勿以年久而忽之。

妇人年四十余，素禀薄弱，身体消瘦，痰喘之症多年不愈，常常举发，夏秋者多发，而春冬者少发。发时则昼夜不能卧，饮食不进，诊脉微细有力。予常用四君子汤有效，然未能断根。

喘有标本，本出于肾，标出于肺。肺为上喘，上喘多实，时发时止。当发之时，苏子降气汤合泻白散足矣；当止之时，四君子汤大妙。然欲断其根则难，欲缓其发尚易，六君子加归、芍，与指迷茯苓丸作丸，无间断服之，或见益也。

妇人杨梅疮愈后，变成结毒之症。头面处处破烂，身体生块，咽喉腐烂，筋骨疼痛，饮食不进，肌肉消瘦，多年不痊。予用五宝丹、四脉灵丹、薰鼻药等，不能痊愈。

杨梅结毒，毒结于骨髓也。不因薰火收遏，必因点药收敛。发则筋骨作痛，三焦皆可以见。外用解毒紫金膏，内用萆薢汤，久久自效。

解毒紫金膏

细块矾　红明净松香各一斤

研极细末，麻油调稠。先将葱、艾、甘草煎汤洗净。擦药，油纸盖好，软布扎紧，三日一换。

萆薢汤

萆薢　苦参　防风　威灵仙　胡麻　羌活　川椒　石菖蒲　白芷　苍术　龟腹版　甘草　黄柏　当归　何首乌　红花

临服入酒一杯。

妇人三十余岁，患内痔之症，大便闭结，肛门疼痛不可忍，时时下血，形容枯槁骨露，常日嗜卧，饮食不进，诊脉三部微数无力。予以三黄汤、脏连丸等兼用，不效。

内痔下血本与脏毒两途，然其治法则取一意。将脏连丸中之黄连拣去，取槐花照黄连分两纳入猪肠，同脏连丸制法制之、服法服之可也。

妇人年三十岁，患带下之症，赤白兼下，淋漓不绝，身肉渐瘦，五心烦热，心气烦闷不安，少寐，四肢倦怠嗜卧，饮食不进，诊脉洪数无力。予用加味归脾、十全大补去肉桂、加胶、艾叶、香附，或七福饮加龙骨、牡蛎，或五灰散等剂不痊。

赤白带下，湿热之邪暗伤带脉也。久则有肉削、心烦诸症，气血皆虚。当以八珍汤一分，椿根皮丸一分，合为丸药服之。

椿根皮丸

椿根白皮　高良姜　黄柏　白芍

妇人年四十余岁，自幼患心腹痛引腰背，大痛不可忍，或吐涎沫，饮食不进。予用枳砂二陈汤，四、五帖则安。然时时发起不止，改用无价金丹久服，不能断根。

脘腹作痛引及腰背，吐涎不纳，而用枳砂二陈汤取效，是痰气病也。当以香砂六君加乌药、沉香、归身、白芍继之于后。

妇人年三十余，生子皆夭亡，因此忧郁日加。不幸丈夫又死，更加忧闷，无所畅快。形容枯瘦骨露，时时心腹疼痛，肌肉刺痛，常常头痛，饮食少进，四肢倦怠嗜卧。诸医药方无效。予用归脾、寿脾、七福饮等剂，终不见效。

二阳之病发心脾，传为风消、息贲，死不治。此人三十余岁，既痛子，又哭夫，心脾病也。形容枯槁，即是风消之候，而其所以不死者，尚未见气息之贲迫耳！然已腹痛头痛、肌肉刺痛，肝之虚风时时内动，动极伤脾，少纳体倦嗜卧，用药固难，无怪乎归脾等汤之不奏效也。不得已，仿专治妇人思郁过度致伤心脾，而用《因门》中逍遥饮主之。

逍遥饮

熟地　归身　白芍　枣仁　茯神　炙草　远志　人参　香附

妇人自幼患赤眼，两眼赤烂，拳毛倒睫，多年医治不效。予内用导赤散，外与用三黄散洗之，兼用清凉丹点服，不效。

拳毛倒睫，乃内伏火热而阴气外行也。所用导赤等方颇合。可以木鳖子一枚为末，棉裹塞鼻中，左塞右，右塞左，一夜其毛自直。若内边另有一层短毛撩于珠上者，镊去，以虱血涂之，则不复生矣。

妇人六十余岁，常患上气，续得右眼乌睛上生翳如绿豆大，形如青玉，看物不准。予用六味加蒺藜、木贼、菊花、蔓荆、黄柏与服，又外用退翳散，点之不效。

瞳子、黑眼为阴。内障在此，视物模糊，肾虚所致。若有青色如豆者，又系肝经郁气。六味地黄汤中加逍遥散少许。

妇人受胎二、三个月之间，与经闭之症最难分别。若误用药，为害不少。请问分别之法？

经闭有虚有实。实则少腹多痛，脉亦非革即涩；虚则少腹如棉，脉亦非细即微。若论怀胎，少腹似属有形，按之不痛，脉滑且疾，搏而有情，加以择食恶食，恶心喜酸，必须以意逆之，虽不中不远矣。

兔脑丸治方曰：妇人难产，用一丸则忽生下，男左手，女右手握其丸而生，百验百效矣。夫人饮食药饵者，下咽入胃，传输其气，而其渣滓直下大肠，自肛门出。真有其丸不腐烂，入子宫，生子握之之理乎？

胃为市，容受百物，如贸易之市。广积聚而四布者，胃气也，药饵亦然。惟产妇之服兔脑丸反是，能令男左女右之手中握出，后人信而不疑，行之于世者久矣。盖食气入胃，散精于肝，浊气归心，所留渣滓，受盛传导，变化而出，皆守而不走之物，须借胃气以运行，夫然后各得其所。若兔性善走，脑又神之所居，丁香通气，乳香活血，加以麝之走窜，下通元窍，配成走而不守之方。一入于胃，不受胃之驾驭，反使胃气速降，以开冲任之经，则丸在儿手，毫无磨荡之伤，乌有不完璧归赵？

童子两人，同患惊痫，忽然仆地，闷乱无知，嚼舌吐沫，背反张，目直视，手足搐搦。一者，在母腹中受惊所得；一者，有生之后，病后惊搐所致。投平肝解郁、清火化痰，不痊。

两孩之患相同，一由胎内而得，一因病后而生。其得于胎内者，即《内经》所云：因其在母腹中时，其母有所大惊，气上而不下，精气并居，故令子发为癫疾也。属在先天，须调肝肾，如六味地黄汤之类可治。其得于病后者，乃是痰火不清，或因惊怖，或因风食而发，窍塞于内，气乱于中，陡然仆地，手足搐搦，吐沫嚼舌，目直视，背反张等症同时而见者，如白金丸之类亦可治。

小儿吐泻并起，昏睡露睛，痰鸣气促，惊跳搐搦，乍发乍静，肢体逆冷，唇青面白，脉迟细弱，而用温补脾胃之剂不应。

吐泻并作，中土受伤，而且昏睡露睛，痰鸣气促，已昭心神散乱，肺气暗绝之候。际此心肺上病，而肝经风木又贼已伤之土，惊跳搐搦之外，更见肢冷脉弱，面白唇青，延成慢脾风病。当此之时，惟有大剂温补，如附子理中、四逆等汤，加入乌头、全蝎，或可得生。

儿潮热，皮肤瘦削，骨露如柴，肚腹胀大，青筋露出，小便混浊，眼胞手足微肿，或泻或痢，面色黄白，饮食少思，腹中有块。与健脾化积、进食杀虫、清热平肝等药而不见愈。

形瘦潮热而见腹大青筋，或泻或痢，小便混浊，腹中有块，眼浮肢肿，面色黄白，饮食少思，明系脾胃气伤，肝木顺乘之候。因伤致虚，因虚益病，即大人为劳，小人为疳之谓也。煎方如归芍六君辈，丸方如资生丸，干蟾丸之法可治。

小儿初生至五、六岁，四肢不用，自己不能坐卧，肌肉消瘦，饮食少进，见之以为废人。当以何方？

刘氏云：小儿周岁，变蒸已定，足膝坚固，乃能行走。设使不能，即为胎气不足。兹五、六岁而尚四肢不用，自己不能坐卧，饮食且少，肌肉消瘦，竟有头、项、手、足、肉五软之象。五软者，由父母之精血虚弱，或为六淫所袭而致。古人论治，以补益中气、填补肝肾为主，如六味丸加鹿茸、五味子，补中益气汤之类。再令壮年乳母哺乳更佳。

痘疮初发之时，惊搐，脉力微弱，身无热。用温中益气汤、新方六气煎之类而不效。

惊搐见于痘前，前人都称为吉，何也？盖痘未出之前，热蕴于内，外发惊搐，痘出惊止，而内无凝滞，故曰吉。然其致惊之因，由于心肝火旺，风火相搏，神气不安，所以但当平肝而利小便，平肝则风气去，利小便则心热退，痘即随出，不治惊而惊自止矣。但脉力微弱，身不发热，此孩之体质本虚，寒凉在所不用，又恐气敛而毒陷。

痘后真气虚弱，火邪内攻而发抽。用《医宗金鉴》之宁心汤，及《仁瑞录》之调元解毒汤之类而不效。

若痘既出之后而见惊搐，不属内毒未楚，即系脾虚木旺。翁氏云：只须温补脾土为主。然痘后之惊搐，本作凶论。因其气血虚弱，虽复感风寒，热毒为之凝滞者，又何敢轻易发散而清利乎？故曰难治。

痘疮至七、八日，焦紫无脓浆。用千金内托散、参归鹿茸汤及保元汤之类无效。

七日之期，顺痘浆行半足，危疮才发微光，毒壅则顶滞干红，此更焦紫无脓。干红尚且不可，而况欠浆焦紫，明系毒火太盛，内外薰灼，不得尽达于表，因而复陷于里，往往热烦躁扰而死者。魏氏《博爱心鉴》、朱氏《传心录》，都以大连翘饮及四顺清凉散等方治之。

小儿生出四、五个月，从头角肿起，渐渐肿大，头大如斗，面与头不相配，不知何病？试用针刺之，阴血发出少许。其儿饮乳、大小便、脉息、饮食如常，至三岁患惊而死。

小儿头大，针刺出血后，未知肿曾消否？若肿未消，头仍大，延至三岁，患惊而死，竟不知何病？不敢妄对。若针刺出血后，而肿消，头面如常，至三岁患惊而死者，尚可揣摩一二。《内经》曰：面肿曰风。风乃阳邪也。头乃诸阳之会，肿从头角渐大如斗，所谓风邪从阳而亲上者也。小儿四、五个月，肌肤柔脆，腠理不密，不耐邪风，如大头瘟之肿起，针刺出血，邪从外泄，所以仍能饮乳，二便如常。然肌肉柔脆者，已非松柏之姿，而况内风暗动乎。

童子患泄泻，唇红面黄白，饮水干渴。此症脾胃虚弱，虑生疳虫。服扶脾胃、扫虫之类不效。后至一月，两眼发红筋，疥痒难忍，喜暗羞明，终两目破伤，泄泻不止。如斯病者三、四人，未免时时束手，坐视毙死。

泄则少缓，泻则大下。泄泻并行，脾经之元气，身中之津液，无有不伤。伤则不能上承于胃，故口渴引饮。彼时即以七味白术散，或可见效。延至一个月后，身中之津液尽从大孔而下，有立尽之势，水不济火，火自上炎，无怪乎两眼红筋，喜暗羞明。当此之时，即服前方，已是鞭长莫及，而况两目又损破乎！倘在两目未坏之前，急以大剂养阴，如生地、麦冬、花粉、甘草等浓煎、调入赤石脂、禹余粮等末，一则润万物者，莫悦乎泽之意，一则涩以固脱，专固下焦之脱。此非臆见，乃前贤已试之方法也。

小儿慢脾风，用加味四君子，即稍好似愈。不时又起，又与又好，不能全愈。终与温补脾肾之药，并不见功，至五、六日，缠绵而死。

慢脾风者，由于慢惊传变，或因吐泻伤中，或因病伤脾胃，风从内起，鼓动痰涎，虚热往来于经络之间。若欲驱风，则无风可驱，若欲疗惊，则无惊可疗，故曰难治。朱氏云：温补脾胃为妥，如乌蝎六君子汤。倘至昏愦者，急灸百会穴。

小儿疳症，泄泻不止，口渴饮水，水入即泄，泄而复饮。汤药并不应，终肌肉脱而死。此症用诃子、肉蔻等，则水留小腹；用茯苓、泽泻等，即泄；温补脾胃，则口渴甚；用参苓白术散等，亦不见效。

泄泻之由颇多，不独痢症为然也。涩则水可留于小腹者，此非滑泄也，渗则仍然作泻者，中气下陷也；温补脾胃而口渴甚者，津液伤也；危至肌肉尽脱者，阴津亡也。究其致危之因，始于泄泻不止，胃中津液渐伤，求救于外水故渴，彼时若用升提之法，鼓舞胃气上腾，则渴可止而泻可除。否则取甘缓一法，古贤因泻利不已，急而下趋，愈趋愈下，泻无由止，用茯苓甘草汤投之，以治大渴之泻。盖甘能缓中，善禁急速，所谓急者缓之也。迨至泻甚更渴，水入又泻，岂非肠胃打为一家，身中之幽门、阑门洞开无阻，津液一竭，自然肉脱而死，有何措手哉？

小儿丹毒及胎毒之症，用二十日之小狗煮汁饮之，肉擦患处，无不愈。不知此方可用否？或别有加减之法乎？

贵国小儿发丹、发毒，有煮小狗饮汁、擦肉一法。小狗咸温，补胃壮阳，似不宜于毒症。而毒症借以得痊，谅必地土使然。然按丹毒、胎毒等症，由于乳母过食煎煿辛辣，或七情内郁，助邪为患，所以前人都用清解等方，如犀角消毒汤、大连翘饮，中病即止，外用砭法。

小儿初生，解毒之方诸各不一，不知用何方为妥？

按《慈幼编》黄连法云："临产时先以黄连五分，甘草三分，熬汁。儿生下即与二、三匙，再加朱砂细末调汁，抹儿口中，打尽腹中旧屎"云云。如以五福化毒丹一丸，黄连汤化下更佳。

小儿科书皆有稀痘之方，不知真有其验乎？当用何方乎？

稀痘方多矣，而其验者绝少。虽间有试验之法，终未若为其父母者，受胎后清心寡欲之为得其要也。其在《痘原论》云：人之成形，是肾始。成形之始，为邪火所炽，即为毒。毒伏肾经，故发之为痘，多欲则痘多，寡欲则痘稀，为父母者可不为之谨慎哉？世所传种种丹方，性寒性热，易致脏腑受伤，莫若洗浴为善。《广生集》之浴儿免痘法，可奉行也。其法：小儿三岁以内，用川楝子九个，五岁以内用十一个，十岁以内用十五个，须择除日煎汤，与小儿洗浴，略以汤内湿布揩之，听其自干，每年只洗十次，在五月、六月、七月间，天温可免受寒之患，久久洗之，虽出亦稀也。

童子慢惊，吐泻不止，身微热，手足搐搦，目上视，微汗出，不思饮食，诊脉微弱无力。用加减六君子汤，或钱氏白术散加山药、扁豆、炮姜、肉蔻等品，与服不痊。

慢惊一症，多缘病后变成，初非一起即然也。按吐泻，身不发热者，为内伤。近见小儿偶患吐泻，身有微热，汗亦微出，似乎外感六淫，因其未能解散，邪伤中土，风木由之暗动。吐泻不止，自然增出手足搐搦，目上窜视，变现慢惊证象，后来正气渐亏，不思饮食，脉自微弱也。如初时即以六和汤、正气散，解散外邪，不使内传；继后土虚木旺，惟有理中、六君辈，加天麻、钩藤，一补脾胃，一平风木而已。

小儿患疳疾，小便白浊，泄泻腹胀，口渴饮汤，形容消瘦，潮热不退，饮食不进，诊脉细微无力。用异功散加山药、扁豆、砂仁、乌梅、使君子，或补中益气汤？

疳症有五。就潮热、消瘦、脉弱、少纳、泄泻、腹胀、口渴、溺浊而论，竟似劳疳之象。劳疳者，不独脾胃气虚，而身中之阴精阳液，无一不伤，与大人虚劳多将熇熇相似。前人立方，惟以补养清热为主。

同身寸之法，一云随其所处而取其穴道；又云取手中指第二节内，度横纹相去为一寸；又云取手中指上第一节为一寸；又云取手大拇指第一节横度为一寸？

同身寸之法，按《针灸经》云：男左女右，即取其人手中指第二节，屈指两纹尖相去为一寸者是。余不足信。

背第二行之开，一云脊骨内阔一寸，除脊骨外各一寸五分；又云相去中行脊中三寸开。

《甲乙经》云：背自第一椎侠脊两旁各一寸五分。又按《经络全书》膂二行。注：膂，侠脊两旁也。二行，去中行左右各开一寸五分。

不容，一云巨阙之旁二寸；一云三寸。

《甲乙经》云："不容在幽门旁一寸五分，去任脉三寸。"巨阙，心募也。任脉所发，三寸为是。

外陵，一云天枢下一寸；又云半寸。

外陵，在天枢之下，大巨之上，足阳明脉气所发。《气府论》注云："在天枢下一寸。"

水道，一云大巨下三寸；又云二寸。

《甲乙经》云："水道在大巨下三寸，足阳明脉气所发。"

归来，一云水道下三寸，又云二寸。

按：归来，一名溪穴，在水道下二寸。

伏兔，一云在膝上六寸，又云七寸。

《甲乙经》云："伏兔在膝上六寸，起肉间，足阳明脉气所发。"禁灸。

解溪，一云冲阳后一寸五分，又云二寸半。

按《甲乙经》云："解溪者，火也。在冲阳后一寸五分，腕上陷者中，足阳明脉之所行也。"《气穴论》注中："二寸五分。"《刺疟论》注中："三寸五分"。恐"二"、"三"两字有错讹。

血海，一云膝髌上二寸；又云二寸半；又云三寸。

《甲乙经》云："血海，在膝髌上内廉白肉际二寸半，足太阴脉气所发。"

合阳，一云膝约文中央下三寸；又云二寸。

《甲乙经》云："合阳，在膝约纹中央下二寸。"

华盖，一云璇玑下二寸；又云一寸。

按《甲乙经》云："华盖，在璇玑下一寸陷者中，任脉气所发，仰头取之。"

肓俞，一云商曲下一寸，或作二寸。

《甲乙经》云："肓俞在商曲下直脐旁五分，乃冲脉足少阴之会。"

中注，一云肓俞下一寸；又云五分。

按《甲乙经》："中注，在肓俞下五分，冲脉足少阴之会。"《素问·水穴论》注云："在脐下五分，两旁相去任脉各五分。"

中脘，一云巨阙下一寸；又云一寸五分。

《甲乙经》云："中脘，一名太仓，胃募也。在上脘下一寸，正在心蔽骨与脐之中央，手太阳、少阳、足阳明所生，任脉之会"；又曰："髑骬，至脐八寸，太仓居其中。"若云巨阙下一寸五分，乃上脘穴也。

气海，一云脐下一寸五分；又云一寸。

按《黄帝针经》："气海，一名脖胦，一名下肓，在脐下一寸五分，任脉气所发。"

膏肓，一说入足太阳膀胱经；又云为奇俞。

按《甲乙经》："背自第二椎两旁各三寸，行至二十一椎下，凡十三穴。"少膏肓一穴。又查奇俞，只在左右两手，如拳尖、五虎之类，凡六穴。而膏肓在背，非奇俞无疑。若作奇经，而督脉之二十七穴直行脊里，而膏肓去脊尚有同身寸之三寸，更非奇经所属。如此，则膏肓一穴，岂古书有遗失耶？而不知《铜人腧穴针灸图经》绘图详注，膏肓俞穴在第四椎下，近五椎两旁各三寸，为太阳所属。又查《经络全书》云："膂三行，去中行左右各开三寸，附分穴下，并属足太阳膀胱经"一语。足可为证也。

两乳之间，广九寸半；一云八寸。

乳，乳中穴也。《灵枢经》云："二乳之间广九寸半。"《金鉴》注云："当作八寸为当。"又按《经络全书》云："胸分四行，中行属任脉，膺二行。"又曰："臆二行，属足少阴肾经，去中行各开二寸；膺三行，属足阳明胃经，去中行左右各开四寸。"据此则八寸为是。，

天枢，至横骨六寸半；一说五寸。

按天枢，足阳明脉气所发。横骨，乃冲脉足少阴之会。查《甲乙经》及《针灸图经》曰："天枢，去肓俞一寸五分。"肓俞去中注一寸，中注至四满一寸，四满至气穴一寸，气穴至大赫一寸，大赫至横骨一寸，计核得六寸半。故《灵枢·骨度篇》曰："天枢以下至横骨，长六寸半"也。

项至背骨二寸半；一云三寸半。

按《灵枢·骨度》云："项发以下至背骨，长二寸半。"

番荇菜。

荇，即莕。《诗》疏：荇，接余也。《尔雅》：莕，即余也。《本草》作莕菜，一名凫葵，又名水葵。根生水底，茎如钗股，上青下白，白茎肥美。今人不食，医方亦鲜用之。甘凉无毒，治消渴，去热，利小便。

芋。

苏恭曰：芋有六种。青芋、紫芋、真芋、白芋、连禅芋、野芋。种类虽多，苗并相似，茎高尺余，叶大如扇，似荷叶而长，根类薯蓣而圆。其白芋、真芋、连禅芋、紫芋毒少，可以煮啖。青芋毒多，初煮须灰汁煮过，后再易水煮熟，乃堪食尔。其野芋，有大毒，食之杀人，烦闷欲死者，以土浆水或大豆汁饮之。芋性平滑，

41

味辛有毒，疗热止渴，破宿血，去死肌，开胃通肠，产妇食之破血，多食滞气困脾。

水芋。

李时珍曰：水芋，水田莳之，叶皆相似，气味亦同，但水芋味胜，茎亦可食。

番石榴。

石榴，本番产，汉张骞使西域携入中国，又名安石榴。时珍曰：其木不甚高大，五月开花，单叶者结实，千叶者不结实。实有甜、酸、苦三种。惟酸者入药。其性温涩无毒，多食损人肺，主治腹痛，赤白久痢，崩中带下。

西洋鸡。

按《本草》云：鸡生朝鲜平泽，其性甘温无毒。在卦属巽，在星应昴，有风病人忌之，能补虚温中，治风寒湿痹，除邪辟恶，排脓补新血。然指名西洋，则未敢臆断为即是也。

番鸭。

《本草》无番鸭之名。按时珍《纲目》云："海中有一种冠凫，头上有冠，乃石首鱼所化，并宜冬月取之"一条，但未详气味耳。按凫乃野鸭之名，生于海中，其番字或由于此。

委鸡。

《本草》无委鸡名，第有采鸡，一名鹭雉；麦鸡，一名鸹鸡；又有英鸡之类。命名甚多，未便曲引。

黑鱼，形似鳗鲡，大小不一，小者一、二十两，大者不过三、四斤。国人取用于产后一切血症，或偏头痛、诸眼病、牙齿疼之症而甚效。查看《本草》不明，不知何鱼何性？

时珍曰：按《日华本草》一种海鳗鲡，一名慈鳗鲡，又名狗鱼，生东海中，类鳗鲡而大。甘平有毒，治痔疮，杀诸虫，传尸疰气，皮肤恶疮，将骨炙灰，又治肠风崩带，大约与所问相似。

敝国是海边穷国，凶年饥岁，米粮竭乏，乡下之贫人无粮草之可食者，皆采苏铁之根出于地外者，代粮食之。若中其毒，则呕逆而忽死，一家同釜灶者，不论男女老幼皆尽死矣。不中其毒，则一年三百六十日当粮食之无妨。其制食法：采根切片晒干，再浸水去毒，和盐糟炒熟食之。或生碎浸水五日五夜，一天换水四、五次，煮熟和五味食之。或切片晒干，再浸水去毒，打研为末，煮熟和五味食之也。中其毒死，多是作末煮熟食之者也。人皆云：恐是作末之间，湿热酿成起霉，变毒杀人。不知是何毒？又何以解之？且苏铁之内，有不可食者哉否？恭请国手，乞指明，赐良方。寿世之心，周垂海邦，是获好生之德矣！

《本草》不列其名。其曰苏者，或以地，或以性，未尽知也。

琉球原问 道光甲申年

　　男人症患伏梁，年近四旬，思虑过多，性情抑郁不畅，恣嗜酒，复贪色，喜怒不常，心神恍惚，夜卧不安，怒时则亲疏不避，指非为是，骂詈不止，或持刀相向，喜时则起居清静，所言循理，病已经十余载矣。六脉弦滑，两尺纯弱，大小便如故，胸膈痰多，呕逆作吐，俱是带痰，心下留饮，漉漉有声，饮酒之后，其症尤甚，腰膝酸软，手足烦热，忍寒恶热，又多心战，眼睛不定，视物模糊，舌红带白，润而不燥。曾与安心丸、定志丸、寿脾丸等剂，服未见效，改用清心滚痰丸，除其肠胃宿痰而不见差。斯症恭求国手，乞赐良方，是获再生之德矣！

　　细绎病源，乃杂症中之宿痰也。似属无从措手，不得不分丝别派，夫然后提纲挈领以图之。伏梁之症有三，不惟五积之一也。年近四旬，阴气未半。思虑过多，脾血必耗。性情抑郁，肝气必伤。恣嗜酒，胃多湿热，胆失清净之常。复贪色，精被动摇，肾有作强之变。喜怒不常，志难定也。恍惚不清，神易蒙也。夜卧不安，肝魂肺魄皆失所凭依也。怒甚之时，骂詈不避亲疏，或持刀相向，肝木乘乎土位也。喜和之时，起居仍属清净，所言循理，其火平则其气静也。病经十余载，正值肌肉壮满之时，二便如故，病不在于膀胱与肠也。胸膈痰多，肺必膹郁。呕吐并作，胃亦壅塞，且云俱带痰者，肺胃脏腑无一不作贮痰之器也。心下留饮，漉漉有声，不问而知其饮已成囊。饮酒之后，其症尤甚，不问而知其酒更助虐。腰膝酸软，乃水源木本俱不足也。手足烦热，乃少火不能灭盛火也。忍寒恶热，又多心战，岂非阳极之似阴。眼睛不定，视物模糊，岂非脑转而系急。舌红带白，白者白苔也，红者红质也，一则属湿与痰浊，一则属热与阴虚也。至于润而不燥，血主濡之，虽热而不能为燥，况湿在气分，更有泽以润之乎！所言补泻备尝而不获一效者，盘根错节之物，虽有利器遇之，亦无所施其伎俩也。辱承下问，杭海梯山，询及刍荛，不敢不探奥穷源，以副大君子一片婆心。因思人年四十，阴气自半。而病者之年，近乎四旬，将交五八，肾气未衰，发未堕，齿未槁，断无虚证。况病起于三八之后，四八之时，所谓真牙长极，筋骨劲强，肌肉隆盛，岂衰颓之辈所可同日语哉！夫治病必求其本。暗中摸索，自应凭脉不凭症，今既和盘托出矣，可以凭症不凭脉。按"伏梁"一症，载在《内经》，本非一辙，曰脐上、曰环脐、曰少腹盛，三者各有所别。此际之"伏梁"，良非所谓"裹大脓血，居肠胃之外，痛则少腹盛，上下左右皆有根"；亦非所谓"身体髀股胻皆肿，环脐而痛"也。大抵"起于脐上，长大如臂，上至心，久不愈"之"心积"，乃五积中之一焉耳！古语云：壮人无积，虚则有之。如以东垣"心积"例治，有何不可？但见症之中，仅指其名，未详其实，不敢妄对。惟就思虑所伤之脾血，性情所郁之肝气，既失统领之权，又失流行之用，气滞血枯，五脏之受荫已难，木性之克土反易。所进饮食，生痰生饮，贮肺贮胃，为吐为呕，甚至留而不去，积饮成囊，极为累事。而况助之以曲蘖，溃之以湿热，乱其精神魂魄，思意智虑，则将军之官、中正之官，莫不因之而肝横胆壮，亦莫不因之而犯上无等。此轻则心神恍惚，重则骂詈不避亲疏，持刀相向之所由来也。即在平善之时，气和志达，未尝不我心则喜，循之以理，有条不紊，以复其初。然静则生水者少，动则生火者多。久而久之，所积之阳益造其偏，手足为之烦热，身体为之忍寒。常行春夏之令，而少秋冬之气，有似乎"能冬不能夏"之情状。无怪乎心从内战，目自外旋，以昭"阳气万物，盛上而跃"之义。且有更进一层者，视物模糊，尤见阴不上承，不独湿热郁蒸以使清窍昏蒙而已。苟令少饮以绝病根，寡欲以除烦恼，七年之病犹可以求三年之艾。无奈饮食男女，人之大欲存焉。酒为色媒，欲竭其精，耗散其真，不知持满，不知御神，务快其心，溺于生乐，以致腰为肾之府者软矣，膝为筋之府者酸矣，枝叶未害，本实先拨，而又济之以湿生痰，痰生热等症，久而不获其瘳。诚哉，病苦之殊堪痛憾也！至于舌色之红白，亦不外是，可以类推。然实病而重之以虚，岂真不自检点，良以多思多郁之人，不能放开怀抱，聊借酒色以自娱耳。病情丛杂，补泻难偏。谨拟两法，伏希鉴察。而又有不敢不告者，思虑太过，抑郁无聊之症，往往归入"癫门"，而成癫病如狂之候，尚愿早为留意。谨复。

朝服十味温胆汤合控涎丹，如竹沥、沉香。

晚服黑归脾丸合辰砂散。

琉球吕公札问

愚弟子曾在夫子门墙，传授医法，感恩不尽。归国以来，依照师教，广施疗治，不敢遑居。但有可疑者，敝国土人，或患中风，或生恶疮，或染杂病，纷纭不一，因恐食品不正之所致乎？兹思敝国土人，一切日食，多是以肉配食。因查豚性能生湿疮、风热，且敝国土俗，围栏畜豚于其中，大半食粪。若夫病者及生毒疮者之粪，亦一并食之，故人食其肉者，必中其毒，而有中风、恶疮，杂病等患乎？又有《十传》云：岭外多毒草，麂食之，人食其肉，则中其毒，所以北人度岭，多戒食麂。而《本草》亦云：凡禽兽有好食毒物者，人亦食之，则有毒害。夫敝国畜豚之俗如此，而食豚之害如彼，不可无预防之法。其法非先生不可也。统祈先生垂察前由，详书其法。更望先生手着要紧良方，随来春之便，一一寄给，感佩不尽。

兹献扇子一匣，花布一端，聊表寸悃，谨候崇安。上曹仁伯老大人台下

道光十二年九月吉旦门生吕凤仪拜具

答琉球吕凤仪札问

《素问》载：五畜为益。周制，庖人供五畜六畜。六畜，猪必用也。盖猪之为物咸寒，在畜为水，在卦为坎。坎水可以充肾，可以解热，故曰疗狂病不愈，补肾气虚竭，养生送死，辨物用物之道，可谓慎且备矣。然肉性入胃，便生湿热，设使多食，令人起虚风，或患中风，或发疥癫，或生杂病，美中不足，理所必然。若云食人之粪而然，恐其未必。况人粪从米而化，乃糟粕所变，苦寒无毒。主治时行大热，骨蒸劳复，并解一切诸毒。人食人粪者，尚且有益无损，而况猪本趋下喜秽。《小说》云：豕食不洁，故谓之豕。豕虽天下畜之，生息甚易。中华所喂者，非豆饼，即豆渣，猪或散走，偶食人粪，未有如尊国之大半食人粪者。人粪而入猪腹，一则苦寒，一则咸寒，两寒相合，有如二女同居，断无变动之理。或无其理而有其事，如贵国之人喜食猪肉，而猪又杂食病者疮毒之粪，并食岭外毒草，正合《拾遗》云："猪肉有毒。"又云："六畜有疫病，疮疥死者，并不可食，食则杀人，令人生痈，肿毒之类"是也。猪肉既毒，而欲解此者，古人早有杏仁研汁、猪屎绞汁、韭菜汁、朴硝煎汁、猪骨灰调水、大黄汤，六法具备，相机而行，自然中病。但地处东方，海滨傍水，病多疮疡，治宜砭石。至于用药，当宗湿热者疮，"汗之则疮已"之训，可将当归拈痛汤治之。若论中风不少，东方生风，风生木，木生酸，酸生肝，肝风易动，本盛于东。或湿热内胜，更易生风。养肝息风，兼驱湿热，神而明之，存乎其人，不可印定眼目。至于下问杂病，千绪万端，不敢妄对。惟"上古圣人之教下也，皆谓之虚邪贼风，避之有时，恬淡虚无，真气从之，精神内守，病安从来"云云，可以为赠，不必拘拘于猪肉为害。将来据此《经》文，逢人告诉，早绝杂病之根，以合足下一片婆心，庶几物无疵疠，人不夭札矣。

道光十三年岁次昭阳大荒落陬月望日苏州省城曹存心仁伯氏拜复。

琉球问答奇病论

敝国僻居东南海隅，方位在下，故人多有脾湿之病。此病多在富贵膏粱之家，而不在贫贱藜藿之家。其症初起，心下留饮，漉漉有声，心腹稍冷，或作疼痛，有时痞满，饮食少思；或吐浊水，不爱茶羹；或嫌谷食，好饮汤水；或嗳气吞酸；或面肿气喘，身重如负百钧；或脚胫浮肿，筋缓难步；或小便短涩，或大便秘结，或怔忡惊悸；或睡不熟；或日里贪眠。其后竟成积聚之症，从肝经部位上连头脊。或为胀满；或为劳瘵。如此形状，固不一律。或谓因多飧猪肉（敝土猪肉与中国不同，味甚肥胖）；或谓因多饮烧酒（敝土烧酒与中国不同，味辛厚）；或谓因多佚房劳。医论纷纷，均不可定治方。屡用六君子汤、苓桂术甘汤、养胃汤、大健脾汤、五苓散、分消汤、导水茯苓汤、分心气饮、三和散，宽中渗湿、行气利水等方，未见其验。不知何经、何病，且何方治之乎？

据说贵国多患脾湿之症，富贵者多，贫贱者少。其初则心下留饮，沥沥有声；继则疼痛、痞满、脚肿；终则竟成积聚、胀满以及劳瘵等症。所用之方，多未见效，殆未知病源故欤！夫胃为水谷之海，五脏六腑之大源。《内经》曰："饮食入胃，游溢精气，上输于脾，脾气散精，上归于肺，通调水道，下输膀胱，水精四布，五经并行。"此其常也。仲景为医中之圣，深知其然也。故分别浅深，以著见《金匮》之篇。其浅者，在于躯壳之内，脏腑之外，而出入为患，曰痰饮、曰悬饮、曰溢饮、曰支饮，立为四饮之名矣。其深者，由胃上入阳分，则为心肺之病；由胃下入阴分，则为脾肝肾之病，故曰水在心、水在肺、水在脾、水在肝、水在肾。一一剖明，

53

以立后人之准则。且又有留饮、伏饮之症。其理甚深，其法至密，皆所以体《内经》之意，以为万世不易之经也。后人不知其本而求其末，东抹西涂，遂至病浅者转深，深者致坏，良足叹也。水饮、湿气之始起也，必由于胃。胃为水谷之海，如湿饮始起而兼寒热，则治湿药中则当加发表之药。始起而即有满痛而无寒热，则治湿药中加入攻下之药。至于痞满日甚，身重脚肿，是土气受伤，当于扶土之中兼用化导之药。苟至积聚已成，劳瘵已见，乃难治之候也。尤当辨症辨脉，以人而回天，岂可以峻猛之药求其速效，亦未必大补之剂所能成功。大抵善于为医者，明天地阴阳不测之机，此固最上而难能也。其次，亦当求《内经》、仲景之书而深求其理，参以诸大家之论说而得其精，临症切脉皆有理会，自能头头是道。子思所谓："心诚求之，虽不中，不远矣。"若影响模糊，心无主见，无论用不用古方，即用古方亦无当也。临机应变古人之成方，而参以已意活法，几可奏功，非一方所能统治也。

据云脾湿之症，富贵者多，贫贱者少，亦自有故。贫贱之人身劳而心佚，富贵之人身佚而心劳。心劳则思虑太过，伤其心脾。而且醇酒厚味，伤其肠胃，色欲过度，睡眠失时，又足以伤其肝肺与肾。内伤则虚，虚则外患皆得以中之。《经》所谓："风雨袭虚，病起于上，清湿袭虚，病起于下"是也。《内经》云："湿上甚为热"，是言湿热入于阳分也。况湿土寄旺于四时，春曰风湿，夏曰热湿，秋曰燥湿，冬曰寒湿，三时主热，一时主寒。宜斟酌用方，虽不可独用寒凉，亦不可概用温补也。

男子三十多岁，肌肉肥胖，精神壮健。一日忽然小腹浮肿，其大如拳，皮色不变，其痛走遍身体，手足恍如锥刺。诸医不知其症，束手不治。偶有走方先生来云："是虫走为痛也，若不杀虫，决不见痊。"众人不信。病者闻曰："死生有命，疼痛难耐。"遂使他治之。疼痛在股，以针刺股，血尚不出，坐见其毙。不知其症治方何如乎？

此症系时邪、风毒所结。小腹浮肿者，时邪也。遍身走痛者，风毒也。有挟热、挟寒之别，宜参诊其脉。挟热者，用承气汤以下之；挟寒者，用大黄附子汤温下并行，肿痛稍减，然后兼理其风。

男子岁已二旬有五，平生少言，不喜与人谈笑，独自愁郁，思虑过度，心神慌乱，怔忡不寐，如见鬼神，妄言妄笑，或歌或怒，言语无序，不辨亲疏，不知秽洁，多动少静，自认高贤，饮食或多或少，不食、或一日或二日，六脉浮数，肌肉肥胖。常用温胆汤、朱砂安神丸、天王补心丹、降龙丹等剂无效。是何方治之乎？

此症系肝气内郁所致。木郁则火动，火动则痰结，痰火既盛，而阳明之实火亦相并而焚之。读《内经·阳明脉解篇》自能认得此病。宜化痰降火开郁为要，补药不可用也。

男子岁已四十余，心下素有留饮，或痞满，或疼痛，欲食少进。虽服养胃汤、大健脾汤、宽中渗湿等剂而不见效。小便短涩，身体手足渐浮，六脉亦大。改用分消汤、导水茯苓汤、三和散等方，或小便虽不多其肿自减，或小便虽有增其肿不减。又用加味补中益气汤、肾气丸料、实脾丹、大半夏汤、参附汤、理阴煎等方，尚不见验。更兼唇麻舌强，痰饮阻咽，饮食难下，即认痰饮迷心之所致，改用涤痰导痰之药五、六剂，其症方退。讵意右手曲泽下二寸许，肿痛八九日，按之形如包脓。即用针法，见脓仅少，出血却多。其后手足身体逐渐肿消，只有患处愈肿，又进十全大补汤。到第二天，大热谵语，六脉洪大，疮口流血二碗许，其手处处有血泡，恍加火烧之痕。用针破之，血出泡消，只有血痕，遂到第三日而死矣。按手疮、唇麻、舌强等症，不是肿症兼病。不知何经、何病，且何药治之哉？

此症系水饮挟热者也。湿热盛于内未能辨认，故或服渗湿之剂，或服健脾之剂，总未见效，是燥药太多故也。至于补中益气汤以及参附等剂，皆温补以助其湿热。湿热无路可出，走入右手尺泽之间，现出肿痛，此时犹未知邪陷入于血分，虽用针见血，其毒热总不除，况又用十全大补以助之，故谵语流血，血将尽，人亦亡矣。向后若遇水饮之症，须分别其为寒、为热，开手即不可误。若开手认症不真，将来传变，不可测也。

男子岁才二旬余，酒色过度，午热夜汗，咳血不止，四肢倦怠，肌肉消瘦，六脉洪大无力。曾服滋阴降火之药而不见效。又朝服补中益气汤，晚服八仙长寿丸，间服之并不见效。

咳血之症，变幻不测，初起必须明辨其从何道而出。盖中焦受气取汁，变化而成赤，谓之血。一由腹右下行于血海，一由虚里穴从左下入于经脉。血海之血，冲任主之。其血则热肉充肤，淡渗皮毛，男子络唇口而生髭须，女子月事以时下。或因表邪迫其妄行，或因肝火炽盛，或因暴怒伤肝，以致胞中之血不充于肤腠皮毛，反随冲气而上涌于胃脘。吐此血者，其吐必多，虽多而不死，盖以有余之血也。经脉之血，则手厥阴心包主之，乃中焦取汁以奉生身之血也，行于经隧，内养其经，外荣其脉，此血为最重，不可吐，吐必死也。《内经》云："阳络伤则吐血，阴络伤则便血。"此血海之血也。一息不运则机针穷，一丝不续则霄壤判。此经脉之血也。据说酒色过度以致咳血不止，恐是经脉之血。吐此血者，十无一生。惟药不妄投，大补心肾，重服人参，可于十中存其一二。为医者实无如之何。

男子中年之后，思虑过度，右胁下作痛，似块非块，呕逆吐痰，饮食不下，或朝食晚吐，或随食随吐，六脉弦紧，颜色黑瘦，肌体日削。历用逍遥散、六君子汤等类而不见效。又用半夏泻心汤、归脾汤及大健脾汤、六味丸亦不效。

此症系思虑伤脾。脾土不运，故有呕逆、吐痰等症，诸病俱见。所用扶土平肝之药，似中款窍，但右胁作疼，似块非块，恐是气与血凝滞不化，相结而成。宜于补气补血之药，兼用行气行血之品，始则破多于补，后乃补多于破，方得法。最宜叮嘱病人宽心调养，不可动怒动欲为要。

男子岁二旬有三、四，麻疹回谢之后患淋症。医者数月之间用清火疏利之药，尚不见效。因此不服医药，自服黑鱼、海蛇、鸡肉、羊肉、豚肠等类，亦不见效。其后小便频数，欲行不行，欲止不止，昼百数十行，夜十余行，数起不通，水道涩痛，或牵谷道，或引气冲，愈痛则愈欲便，愈便则愈发痛，食则痛稍减，饥痛愈甚。其便色或清白，或赤浊，或见筋条，或见脓血。即用导赤散、五淋散、龙胆泻肝汤、清心莲子饮、滋肾丸、六味丸、加味八味丸等剂，毫无见效。现今调治已久，病势不减。此属何经，而何法以治之乎？

凡人皆有痘疹。痘疮伏于肾，毒疹伏于肺，皆感天地邪阳火旺之气而发出来。麻疹之后即有淋症，其肺毒未解，明矣。夫物类，有肺者有尿，无肺者无尿，膀胱之气与肺气相关也，据说所治之法，似是而非，故反复缠绵，愈医而愈重也。向后若遇此症，须从病源着想为要。

男子二旬余，患泄痢症日久不愈，似泄非泄，似痢非痢，日三、五行，粪色黄赤，小便红涩，右胁下结块，饮食少进，面色黑瘦，肌肉日削，舌色带红，六脉沉细带数。即用六君子汤、钱氏白术散加山药、扁豆、黄连、木香、白芍、青皮、内金等类而不见效。又朝则参苓术散、补中益气，晚则六味合四神丸，兼服之而无验。

痢症古今未有定论。《灵枢》《素问》谓之"肠澼"，亦曰"滞下"。仲景以"呕吐哕下利"列为一门，其所论下利，皆是《伤寒论》中厥阴之症，厥与利并言。厥而且利，为虚寒之极，所以反能食者死，反热者不死。而论痢症，则能食者不死，发热者死。《内经》有症无方，故后人议论纷纭，竟无法可守。自喻昌创立三法：一曰逆流挽舟；一曰通因通用；一曰急开支河。理极通彻，法亦详明，独开千古未传之秘，可谓有功于医者大而远矣。今人于痢疾初起，未能求其病源，病虽稍瘥，而似泄非泄，似痢非痢，迁延日久，正气不至日虚，肌肉不至日削者鲜矣。夫痢疾日久，其内未有不虚者，虚而补之，诚为要也。但亦宜参以活法，或十分之中七分用破，三分用补，积渐加减至于七、八分用补，一、二分用破，要使余邪悉去，元气全复，则永无后患矣。

男子岁已三旬，偶作恶寒发热之症，头项强痛，骨节疼痛。医者即进发汗之剂，前症稍愈，只有骨节疼痛仍然不愈。三、四日后发寒热，遍身麻木，头面胸背小肿，发斑红紫，不疼不痒。医者认为癫风，用荆防败毒散加连翘而不见效。其寒热或一、二日一发，或三、四日一发。其骨节仍痛，屈伸艰难。又服防风通圣散，消风清燥汤，黄连消毒饮等剂，外用擦洗等方，并无见效。后腹胀，面目浮肿，饮食不进，精神不支而毙。此不知何方治之乎？

按恶寒发热，初在太阳之经，有风伤卫，寒伤营之别。开手用药，或当用桂枝汤，或当用麻黄汤，最宜详慎。若用不当，则转变无穷。至于寒热再发，以及发斑红紫等症，明是邪气流于血分。此时若用犀角地黄汤清其血热，审其表症重者，则加解散之药；里症重者，则加攻下之药，亦有可愈者。乃认为癫风，虽用败毒、通圣等剂，总不中窍。以致正气日虚，脾胃日虚，精神不支而毙矣。

男子四十多岁，十年以前偶染杨梅疮，厥后结毒屡起，当即延医调治。其法用四脉灵丹调搽，且或服汤药，或服五虎丹，或贴膏药，又屡用轻粉杂会豚肉烹食。忽左脚浮肿，脚指边破开，脓血流出，皮肉腐烂，其臭不可闻。虽经用解毒生肌之药而不瘥。夫所以致肿者，屡食轻粉、豚肉而使然乎？抑余毒滞结而不解之所致乎？何方治之乎？

按杨梅之疮，其毒多在于肾。肾主骨，所伏甚深。经用诸药未愈者，余毒未去故也。其后屡用轻粉、豚肉而食，以致左脚指边腐烂，臭不可闻，是亦有故。查轻粉本水银所作，其性轻扬燥烈，走而不守。若以治杨梅疮毒，虽能劫去风痰湿热，然毒气窜入经络，血液耗亡，筋失所养，其害有不可胜言也。

男子岁已二十，元气素弱，两耳作聋，遍身痒疮，髀股之间生疮流脓。溯其病源，据说生下之时，其母临盆难产，莫非此时损伤儿体？及到周岁，头脸始生小疮，兼以耳里生疮流出脓水。到八、九岁，头脸虽已痊，身体尚生疥疮。现今有时稍好，不能痊愈。是系胎元灼毒乎？抑有生之后所致乎？请质高明，且何方以治之？

凡男子结胎之时，先生两肾，后渐生心、肝、脾、肺。胎元之毒，所伏最深，故有生之后遍身痒疮，积年累月，不能遽愈者有之。亦有小小孩童，质薄肌弱，一经风毒入内，流遍骨节，遂至不能遽愈者，总宜清火解毒为要。

敝国俗医，见有伤寒发热，谵语妄言，即不论日数，概用羊肉汤。或有热退而愈者，或有热炽而烦躁狂言，竟至不救者。不知此方可用乎？且何经、何候、何方可以服之哉？

伤寒发热，谵语妄言，用羊肉汤而不可救者，此其常也。同是一病，亦有用羊肉汤而愈者，是其体虚邪浅，助其正气而邪气自出。此法不可为训。

妇人年四十余，生产已四五次。禀赋素弱，病疝多年，时时发起。妊娠已七八个月，胎气不弱，腹疼腰痛，时起时痊，屡服安胎饮支持之。一日，疝气发起，腰腹俱疼，胎动不安。稍痊，行步未快，喉痹亦发。即用凉膈清热之剂，及吹通关散、冰硼散等剂，未见其验，逐日渐剧，咽喉肿痛，痰涎盛壅，举动不安，动则汗出，其脉虚中夹实，舌上通白，小便如常，大便不通六、七日，遂至咽塞食不下。当此之时，危在旦夕，而非缓剂所及，又要认为实症，用白虎、承气等峻剂，则恐素禀虚弱，以致妨于胞胎。进退两难，未知何方治之哉？

《经》曰："任脉为病，男于内结七疝，妇人带下瘕聚。"怀胎已长，腹痛，腰疼是瘕症伤胎之时，即疝气发动之时。治法当厥阴为主。《经》又曰："一阴一阳结，谓之喉痹。"一阴，厥阴也。一阳，少阳也。喉痹之病，与疝气亦属相通，惟妊娠之际至于痰涎壅塞咽喉，大便不能通达，上下交急，将如之何？宜以大黄泻心汤与四物汤兼用。四物以保胎，芩、连、大黄以降火，亦急救之一法也。然终须斟酌而行。

偏枯之症，读书皆云：男子发右，女子发左为顺，反此为逆。予业师数年多疗此症。男子发左，女子发右，轻者半年，重者一、二年皆得痊愈。男子发右，女子发左者，虽有渐瘥，或一年，或两、三年之后，必有再发，终不可救。兹参看惊风之症，又云：男子发左，女子发右为顺，反此为逆。夫遍枯、惊风，病症虽异，而于营、卫、气、血则无二理，其顺逆相反何也？乃偏枯之说不足凭乎？抑别有他说乎？

凡人身有气，有血，犹天地有阴阳也。阳气名为卫气，阳维群动，为受命养生之主。其气最剽悍，《内经》所谓天气无形而至刚者也。然气非血以维之，则气浮荡而无归。阴气名为营气，充经走络，为水谷之精液。其气最精专，《内经》所谓地气有形而至柔者也。然血非气以行之，则血必凝滞而不运。且卫气日行二十五度，夜行二十五度。当其行阳以为寤也，则两边齐出，两目齐开。当其行阴而为寐也，亦两边齐入，故两目齐合。其出也，一时分驰，故手足、五官之动，并无先后。其入也，一时并收，其手足、五官之静，亦无先后。可见卫气是左右分布矣！营气出于中焦，中焦生血，化为两种：其从腹右注于卫，此为血海，其血静而不动，即天癸也。其从左乳下从宗气走于二十八脉者，为营血，此则动而不静者也。一呼行三寸，一吸行三寸，其行度必左右交通，是营血亦左右分布矣。自东垣分左为血，右为气，群医宗之。故男子发右，女子发左为顺，反此为逆之说，而不知中风之症，是中于卫气也。仲师曰：风则伤卫，此其明征矣。病左则不及于右，病右则不及于左，此偏枯之症所由成也。

《伤寒论》云："伤寒脉浮滑，此表有热，里有寒，白虎汤主之。"按浮为热在表，滑为热在里，见此脉者，便知表里俱有热。本

61

论何以曰："表有热，里有寒"乎？已谓有寒则必宜用四逆汤、附子汤等剂，以温里寒。里气得温，则表热不待治而自伏也，必矣，何用白虎汤主之乎？

《伤寒》一书，所言之热症极多，药之极凉者亦多，而其论注以"伤寒"名者，谓其中有热症，皆由寒化热也。此条"伤寒脉浮滑，表有热，里有寒，白虎汤主之"。谓其表有风邪而壮热，里有寒邪而化热，亦当两解表里之热，故以白虎汤主之。此各家之批注也。王三阳云：经文"寒"字当"邪"字解，亦热也。其说甚是，若是真寒，非白虎汤症矣。

男子十五、六岁，染患痉病，颈项强急，头摇口噤，背间反张，且挛而疼，不能回顾，身热无汗，六脉紧数。即用葛根汤、如圣饮，前症稍缓，只其背疼渐甚，累及腰间，卧不安席，反侧不易，身热微汗，小便短少，大便不通。又用逍遥散加泽泻、槟榔子、桂枝、延胡索、小茴香等类而不见效。第二天，小腹连腰疼痛不禁，用手按之，有形如臂，其疼起自小腹，上冲心下，甚则无有形迹。又用金匮肾气丸加延胡索、吴茱萸，参附理阴煎加茯苓，及羊肉汤而无甚效。

此症是由痉病而起，变为奔豚者也。"太阳病，发热无汗，反恶寒者，名为刚痉。""病身热足寒，颈项强急，恶寒时头热，面赤目脉赤，独头面摇，卒口噤，背反张者，痉病也。"据《伤寒论》所言，皆属伤阳之病也。故用葛根等方，亦能稍缓。但稍解而未尽解，故背疼腰痛诸病俱在。按《灵枢》云："足太阳之脉，起于目内眦，上额，交巅。其支者，从巅至耳上角。其直者，从巅入络脑，还出别下项，循肩膊内，夹脊抵腰中，入循膂络肾，属膀胱。"此时若仍太阳着想，斟酌用方，则痉病可以痊愈矣。兹因太阳之邪未解，郁结于内，遂至小腹连腰疼痛难禁，而有形如臂，成为奔豚之象。按仲师云："奔豚病，从少腹起，上冲咽喉，发作欲死，复还止。"恰与汝所言之症相符。症既相符，自非肾气丸等药所能治也。宜从痉病为始，奔豚病为终，两条合想而又细玩其脉，用方始有绪也。

妊娠二、三个月，小腹结块，呕逆不止，恶食不止。恶食、择食与经闭症尤难辨别。《内经》《金匮》《千金》等书，虽有妊娠之脉症，犹未易候。别有易辨之症乎？

《金匮》云：妇人得平脉，阴脉弱小，无寒热，呕不能食，名妊娠，于法六十日当有此症。又"阻经"之条云："审脉阴阳，虚实弦紧。"脉之所辨在此也。至呕吐不止，妊娠与阻经皆有之。而小腹结块，妊娠二、三月尚未有此形，而阻经或有之。

妇人禀受盛壮，气血充足，皮肤肥嫩，只有心下常患留饮，每遇受胎，必为水气所害。先以脚胫肿，跗阳胀，嗣又腰腹浮肿，小水或短涩，或少通，饮食少，旧举动如常。如此已五、六次节，经将安胎饮、紫苏和气散或导水茯苓汤、分心气饮、五苓散、肾气丸、束胎丸、《千金》鲤鱼汤等剂，随宜加减用之无效验。半月之后，胎气少动，及到满月，虽已平产，然因其胎生长于水湿之中，生子浑身灰白而不可救。不知何方预驱水气，受孕后又保胎元全得平产乎？

凡妇人得胎之后，下实上必虚，脾胃虚必至水饮不化，况其人素患留饮乎！以《金匮》枳术丸缓缓吞之可也。

孕妇九个月，一日失脚跌仆，日后发热恶寒，右腿疼痛累及腰背，反侧艰难，胎动不安，心烦口渴，小便短少。拟用安胎饮，小水渐通。至三天后，腹痛下血，胎未下坠，浆水时行，苦急难耐。自己催云："速宜堕胎保身。"媪婆欲以手去撑下。予诊面色白而不赤，舌色常而不青，脉虚弱，精神倦。想是死胎，却非死胎。想是正胎，亦非正胎。均未可定。窃思年已四旬，元气不壮，产历六、七次，血气不充，俱宜补元气、助气血，随其生产之自然，方为最好。即着家人禁戒喧闹，静其心神，既而安胎饮加倍人参、地黄频服。数服方得精神稍定，自然生产，其子不能保全。书曰：何以知死胎？曰面赤舌青，母活子死；面青舌赤，子活母死。予据此法观之，死胎、正胎难以分别，此何症为的宗哉？

面赤舌青，母活子死。是谓胎已死，死久浊气熏蒸于上也。据说所治之症，是其胎将死而未死。及至生产，又经一番劳动，其胎遂不能保全矣。

妊娠八、九个月，一日睡熟闻雷惊醒，手足撬搦，牙关紧闭，言语不通，饮食不下。予照子痫之例施治无效，竟到第二天而死。如此者三、四人，岂可束手坐视其毙哉，不知何法以治之？

雷者，天地之刚德，所以发动万物，使未生者即生，已生即长也。故建卯之月，雷始发声；建酉之月，雷即收声。予揣闻雷变症之人，必有风、寒、暑、湿、燥、火六气之奇毒，早潜伏于脏腑之中。初缘胎气所压，不见其病，闻雷惊醒则气机一动，不能勒制得往，故其势至猛，其凶至暴也。

妇人年四十余岁，胁下有块，心下有留饮，胃脘连背疼痛，或吐痰沫，痛则饮食不入，止则饮食能进，六脉沉而细。寻其所因，十余年前食饼物，饮冷茶而腹痛呕吐。二、三年间时作时止，曾施食积之方，得平愈近年。从二、三个月前旧病又作。酌用大健脾汤、养胃汤、溃坚汤、平胃散等方，亦得稍愈。然或五、六日，或有十日，其病又作。如此数月，竟至身体面目发黄，只有爪甲不黄。至于胁下之块未解，然胃脘之痛，全已止息。改用茵陈散、茯苓渗湿汤、茵陈五苓散、加减胃苓汤、加味益气汤等方，尚无效验。如此五、六人，调治无验。书云：身体面目共黄，只指甲不黄，名为黄病。不知黄疸、黄病有何分别？而治法奈何哉？

黄瘅之病，载在《金匮》甚详。仲师曰：心下懊憹而热，不能食，时欲吐，名曰酒瘅。额上黑，微汗出，手足中热，薄暮即发，膀胱急，小便自利，名曰女劳瘅。腹如水状不治。阳明病，脉迟，食难用饱，饱则发烦，头眩，小便必难，欲作谷瘅。虽下之，腹满如故，所以然者，脉迟故也。《金匮》特出三条为瘅病之纲，而又反复辨论，条条发明，可谓精且详矣。后人不知其中之奥义，未能理会，殊可慨也。凡人之身，脾胃居于中。脾之土，体阴而用则阳；胃之土，体阳而用则阴。两者同和，则不刚不柔。胃纳谷食，通调水道，大注百脉，相得益彰，其用大矣。惟七情、饥饱、房劳，以致内伤，则脾胃之阴阳不和。脾偏于阴，无胃之阳以济之，如造化有冬无夏，独聚其寒而腹满；胃偏于阳，无脾之阴以济之，如造化有夏无冬，独聚其热而消谷。脾胃不和，则水谷之精华悉变为秽浊矣。浊气由胃热而流于膀胱，膀胱受其热，气化不行，反外蒸而发黄色。由脾寒而下流于肾，肾受其寒，水脏不固，协土色而为黄色。盖饮食过度伤脾，醇酒厚味伤胃，房劳伤肾，至腹满而有水声，土已败矣，故难治。此黄瘅之病所由来也。据说胁下有块，心下有留饮等等，以食积之法治之，已见平愈。其后旧病复作，或补或攻，稍减而又发，竟至身体面目发黄，只有指甲不黄，又用茵陈等汤亦不见效。遂疑黄瘅与黄病有别，其实则一也。惟深求《金匮》

所言者，条条体认，则辨症能明，而治法自能得矣。

小儿初生，丹毒已发者，皆杀未过二十日之小狗，水煎而饮之，以解其毒。更以其患处针刺血，将其狗皮擦之。虽丹毒未发者，亦饮其汤。世俗以为良方。然丹毒已发者饮之，或有将愈者，或有速死者。且毒未发者饮之，或有无恙者，或有吐泻、腹胀、发搐而死者。盖丹毒是起于胎热，狗性亦温胃壮阳，此似不宜，乃世俗以为良方。且或有得愈者，不能考究其所以，不知此方可用乎？

治丹毒而用小狗，原不相宜。间有体虚者饮之，侥幸而安。若毒盛，其火必盛，饮之安得不坏乎？

小儿三岁，发热，两脉数大，呼吸急速如马鼻之开合，即认马鼻风。用五虎汤无效。不知其症将何以治之。

小儿发热而喘，痰鸣如马鼻风之状，风、寒、暑、湿、燥、火六气所感，皆能为此。须小心细认，非一方所能总治也。

女子现年五岁，两胫痿弱，有时自肿，有时自消，行步不便，言语迟缓，身体肥厚，饮食能进，别无病症。想是禀赋不足，气血不充之所致也。予宗五软之例，与补气血、强筋骨之药，服之尚未见效。

凡小儿初长，有长肉、长骨之别。长骨者，肉瘦而骨强，故行步日捷；长肉者，骨弱而肉肥，故行步不便。此女年五岁，饮食能进，身体肥厚而两胫痿弱，是偏于长肉而不长骨也。两胫时肿时消，是湿气盛而关节不利也。宜渐去其湿，湿去而肿自消，关节自能流利。在于补，而不专在于补。

小儿染患疳积，发热恶寒，有时泻利。是时，以消疳饮、四君子汤、肥儿丸、六神散等剂无效。遂致脾胃日虚，身体黄瘦而不得愈。此症何法以治之乎？

凡人十五岁以内谓之疳，十五岁以外谓之痨。疳与痨固相似也。但小儿无七情之病耳。其治法用药，须随症随时辨认，非一言所能尽也。

小儿七岁，发痘，壮热不退，六脉洪大，五、六日忽然吐血，即用犀角地黄汤等剂服之，尚无其验。痘不起顶，妄言谵语，又改用保元汤、羊肉汤，并不见痊。痘色灰白陷凹。不知何方以治之？

痘毒伏于肾，此不易之定论也。其发必有所感。感天地邪阳火旺之气而发，其症尚易治；感天地瘟疫之气而发，最为难治。全部痘书，有形、有色、有图，最宜细玩。据说吐血、谵语等症，是属瘟痘无疑，十中难存一二。

男儿生下四个月，传染瘟疫，惊风发搐，其症危紧，即用抱龙丸稍瘥。嗣后，手脚不遂，至三、四岁渐习行步。十二岁春，又患麻疹，日久始愈，手脚比前十分不好。其父母着人提携，戏游中庭，自己慢慢行步，一遇他儿挤扰，他即跌倒不起。虽系小阶，亦不能越。现今岁已十四、五，身体不长。百般药治，尚无其效。不知何经，何病，且何药治之乎？

据说男儿才生四个月，传染瘟疫，惊风发搐，用抱龙丸瘥后手脚不遂，至四岁才习行步，十二岁出疹后手脚十分不遂，小阶亦不能越。现今十五岁，身体不长，医药无效等因。予揣此症，其失治必在传染瘟疫之时，危症已愈，只余邪伏于筋骨之间。若出疹时能尽伸其邪气，悉发其余毒，亦可以变换身体。今身体不能长大，是生发之机不旺也。盖肝主筋，肾主骨，筋骨不长，身体何由而长耶？今欲大补筋骨，恐余邪未清，欲力去其余邪，又恐气血虚弱，宜细察脉症病形，一半去邪，一半扶正为妥。至于"惊风"二字，小儿科本有此名，喻嘉言、张隐庵二先生深斥其非，后当与尔细说。

小儿之科，最属难称好手，何也？凡为医者，总不外望、闻、问、切四字。小儿不能言症，即稍长能言症，亦不能清楚，是论症不足恃也。大人以四至为平脉，小儿以七、八至为平脉，是脉不足凭也。惟发热不发热，可扪而知，有恶寒无恶寒，则不可知也。惟细观食指之纹色，面部之形容，并细问从旁抚养之人，非此则无从下手矣。小儿阳常有余，阴常不足，最易生热，热邪留而不去，则生痰、生风、生惊，是热、痰、风、惊四字则常有也。后人以惊风立论，以其头摇手动也，而曰抽搐。以其卒口噤、脚挛急、目斜心乱也，而曰搐搦，以其背强脊反也，曰角弓反张。每用金石重坠之药，以致外邪深入，无路可出，真为可恨！孰知小儿最易感寒，初入太阳之经，早已身强多汗，筋脉举动，人事昏沉。时医不知用解散之药，而以惊风名之。夫惊风之症，即刚痉、柔痉之症也，宜从仲师之法，斟酌而用其方则得矣。

小儿十二、三岁，咯血四、五日，精神仍壮，饮食能进，游行如常，并无他患，百药无效。俗医用乌鸡一只，绿毛海带菜一把、紫苏一把、水草茎一把、生姜一把，煎服痊愈。不知何病哉？俗医云：吐血、咯血、咳血、唾血等症，概用此方，多得效验。愚想血症多热，鸡性温补，生姜、草茎、紫苏皆辛温之品，海菜亦非止血之物，乃如此得效者，其故何哉？

《内经》云：气血喜温而恶寒，寒则停而不流，温则消而去之。

故血症之方，用温药者十有其七。况小儿无七情之伤，其咯血多因外感，故紫苏、生姜亦可得愈。《经》又云：不远热则热至血溢。血溢之症，即是咯血属热者也。故论症不可执一定法。

小儿七、八岁，先患蛔虫之症，愈后背间第五、六椎骨肿起作疼。内服松蕊丹、枳壳丸，外用熨药方，更服海蛇、蕲蛇肉等方，其肿虽未减，其疼得稍愈，起居行步逐渐不难。谁知一旦其骨愈大愈疼，起居艰难，行步不便。即服八味丸加鹿茸、龟板，外用熨法、龟尿等类无效。现今治已经年，尚觉往往而剧，不知何法治之耶？

蛔虫本风木厥阴所化，其症属于厥阴。背间脊骨，属于太阳。宜以厥阴为本，太阳为标，两经合想而用药用方，自有头绪。

小儿三、四岁，胸间忽肿，到第二天，通身背腹连结数块，皮色不变，其肿小不大，按之如包脓，漉漉有声，更兼处处紫黑，恰如灸迹，不可指数，六脉微弱，面色痿黄，形体削瘦，四肢微冷微汗，元气几绝。予见问其故，其母曰："半月以前，偶有蛔虫之患，曾服土木佳煎汤，不意忽然变作此症。"是时，予因有别事，不暇细诊，只据其脉，想是过服土木佳煎汤所致，不如先补救其将消之元气，而后施治，即用补中益气汤加附子、肉桂、炮姜而无效。不知何症？何方以治之也？

据云：胀满肿结包脓之症，必有风痰湿热之气流入血分，故发无定处，其外现出紫黑之色。三、四岁小儿形质尚未结实，不能当此时毒，故四肢微冷微汗，元阳将绝。即用补中益气汤加姜、附、肉桂先救其将绝之元气，固属有见，但时毒未去，其病总不能愈也。

继志堂语录

洞庭山严少峰太守令妹徐姓，始而脚气，继以头疼，陡然昏不知人，手振肉瞤，动气攻筑，牙关紧闭，两目上视，面黄颧红，唇口色青，直下亦然，呼吸痰声。左关与尺无脉，寸部甚微，右尺亦绝，关前独大且滑。不吐之时，鼻乃不煽，汗亦不出，四肢厥冷。诸医束手，都以真珠母丸法投治，愈剧。此乃痰祟附于肝经，扰乱不靖，以致地、水、火、风，无不上加于天也。古来无此成方，以意逆之，一剂而活动，二剂而舌伸，三剂而能言语。

茯神五钱辰砂拌　沉香三分　赤金四钱　磁石四钱　獭肝一钱　人参一钱　甘菊钱半　竹沥五钱入姜水一匙冲。

先以乌梅肉擦开牙关。

胡锦堂之子，廿二岁。往海门汤家镇见"鬼"，正不敌邪也。
獭肝五分。二服而愈。

庙堂巷汪氏，有一孩子十二岁，曾患煎厥。《内经》云："阳气者，烦劳则张，精绝，辟积于夏，使人煎厥"，所以"目盲不可以视，耳闭不可以听，溃溃乎若坏都，汩汩乎不可止"。余用天冬、生地、洋参、桑叶、黑芝麻、竹沥。一服而愈。

李王庙桥某氏，患搭手症，腹中泄泻，口中糜烂。不服附、桂，阳分益虚，如服附、桂，口糜必甚。仿《医统》胎前喉痹、产后滞下法，取附桂八味丸，外用紫雪为衣，投服果效。

昨看两牙关紧闭症：其一，城外典当中。伊请张友樵、周半池、钟愚泉与余四人。其病劳病之体，新感风温也。三公俱用补药，余用葱豉、牛黄清心。明日愚泉、友樵用黄连阿胶汤，余参入竹沥、姜汁、制蚕、全蝎，一剂能开口说话矣。此病只可愈三分，以病体早亏，不能托邪外出也。其一，城内者。与客谈叙，无端哭笑，明日口不能开。余察其意，是气闭寒邪在内，用四七汤、香苏饮、牵正散，一剂而病愈五分。越日复诊，城外者又增足冷，友樵用人尿胆汁白通汤，与昨所用黄连阿胶汤自相矛盾，余至已服过矣。余另写桂七味，此病不妥。城内者，已愈八分。

昨看南濠陈姓之病，其人病前梦遗两次。一医用黄连温胆加青蒿、黄芩，病者四肢逆冷。余用四逆散加当归，一剂而安。大抵黄芩一味，是元气虚人大忌之品，余用当归一味救之，汝等当识之。

伤寒误下，西北人善服大黄，此间却少。此间之病，大约失表居多。昨视一贫家女，年十四，病逾两候，身热神昏，足冷而手不冷，幸体质尚好，亦是失表。前医误治，此刻却无层次，予用败毒散加黄芩。

仲景《伤寒》，止有六经，亦止有七方，惟太阳经分麻、桂两方。只将此七方推敲去，其余百余方，多从兼症、夹症而来，所谓前后左右，轻重疾徐也。须细思之。

今且将《伤寒》中失表病，逐条记清，记得一件，再看别件，第一件明白，第二件看去自容易。

门人问：仲景言误下成结胸。今人未曾误下，何以亦有结胸？曰：仲景不过言下利者，津液下泄，胸上至胃中无液，邪不能运而成结胸。今之气虚者，即稍服山楂、神曲，已见下利而成结胸；即不服，亦能下陷而成结胸。故说书不以辞害旨，当以意逆之。

又问：结胸所结者何物？曰：大抵痰饮多，食积少。

又问：结胸服小陷胸汤百发百中，而亦有不灵者，何也？曰：其人阳气大虚。余合茅术理中用，竟如仙丹。

门人问：伤寒中热入心包，至宝丹、紫雪丹见症何如？曰：其人笑不休，舌绛，此其候也。神有余则笑不休，便是心胞着邪见症。又曰：伏邪由内而不能达外闭者，紫雪症也；新邪由外而入闭者，至宝丹症也。至于热邪将入心营，语言错乱，舌渐干红，用牛黄清心丸挑出热邪。此皆温热病中见症，不得言伤寒，开口便错，惹人笑柄。

温热有新感者，有伏气发者，必要明辨。伏气发者，如小儿痘症，初起一日，即见口渴舌红，便知病从少阴来，其症必重。新感者，春末夏初之风温也，必至六、七日后，现渴燥之象。其病易医，此病只须揣摩叶天士温病论治。若伏气发者，在程郊倩温病注中言之最畅，分明如发痘然。

夹阴，乃阳邪陷入阴经也。不可用凉药，亦不可以温补，当提其邪从外出。

问：严寒之夹阴，亦可用麻黄否？曰：可，但当有以辅之。

大抵近年时症，又转风会，须会用温药手眼。前二十年能用清补便是好手，如顾雨田、徐淡庵，都是凉手，当时非不绝妙。自道光元年来，风气大变，大约下元甲子已交近二十年，历古下元都有兵荒饥乱，民不聊生之苦。生其时者，战竞恐惧，明哲固自保身，恒流亦皆寡欲。所生之人，至上元时用事，莫不强壮，强壮则阳气盛，六淫之邪不易感，即有所感，以阳通阳，热病为多。所以康熙间有名医缪仲醇，用和平柔顺之药数十种，手到病除。其用石膏积以斤计。迨盛世日久，人趋安乐，嗜欲滋多，所生之人渐多疏小，精力薄而阳气衰，疾病易生，所感之邪，易中阴经，此凉药手眼，不能不随时转移而为温药。学医者，可不识时务哉！

大凡名家亦有偏处。当日雨田先生善用凉药，非无用温处，用止七分止矣。性天先生善用温药，非无用凉处，用至七分而止。两家对待，各具至理。雨田先生曰：一分热邪不除，便为不了之病，易戕正气。性天先生曰：一分阳气不亏，不受阴邪为病。当时两家论治最好看，然亦须有学问去领会，无学问者安能识此奥旨，而两家亦终不相通。

胁痛伤寒之名，自徐澹庵道出以后，人皆知之。盖胁为肝络，病起胁痛，阴经受邪，可以想见，其病必重。

古人之书，可不多读乎？即如阳虚之体，咽痛而肺家燥者，用阳药则碍阴，用阴药则碍阳，何从着笔？曾阅《医统》中有八味加元参、芍药，恍然叹得未曾有。古法具备，特患后生不寓目耳！

余看《伤寒》书，先看《尚论》。喻氏笔气畅达，看去自有卓卓然意见，看病时自放笔好写。从此再看柯氏《来苏集》，则更推敲细腻。若柯氏书，学问非不精深，先读之便无从下手。

凡临证，须审病人情状，酌配方药。但记每方治某病便非。

凡少年人看病，心中必谓天下无死症，如有死者，总由我功夫不到。一遇难处，遂打起精神，与他格算，必须万全而后止。学医者，不可无此种兴会。

凡看病须要格分寸。谅病之分寸，而定药之分寸，格成一方，看去增减一味不得。

学医当学眼光。眼光到处，自有的对之方，此中有说不尽之妙，倘拘拘格理，便呆钝不灵。

大约功夫到时，眼光中无相同之病。看一百人病，便有一百人方，不得苟同，始为有味。若功夫未到，便觉大略相同。

泄泻而又遗精，鸦片烟灰乃是双关妙药，可以补古方所不逮。

自鸦片烟一行，又增一番新病矣！古无治法，今医对症而茫然，无怪乎其然也。按鸦片，即阿芙蓉，又名阿片。《纲目》详载主治，斑斑可考，原是一种要药，乃番人摘取阿芙蓉津液，熬膏肆毒，潜入中华。嘉庆年间，食者尚少，价值亦昂，非有力人不能食，食亦不过一、二钱，以及几分而已。至道光年间，虽穷乡僻壤，皆有此烟，竟有食至两许者。人身元气被烟提空，百病丛生，令人夭札，殊堪悯恤。余于嘉庆中年，曾制戒烟方，投服颇效。惟虚体于戒烟后，须服大补剂耳！及门中惟庞金城、月溪能会其旨，汝等可与月溪参酌治法，汇成一书，余当为汝等删正，未始非救世之婆心也。

先君此言，已在道光十二年冬病痁之后。次年，文澜与月溪条例病症，甫成一卷，孰料先君即于是年十二月弃养，月溪旋于十四年秋物故，迄无成就，殊为痛心！今将先君所定戒烟方刊例于下，聊以备一隅之举云尔。

西牛黄二分　肉桂二分　公丁香一分半　天麻二分　白蔻仁二分　川贝三分　广木香一分半　半夏二分　川黄连三分　橘红二分　阳春砂仁二分　沉香二分

上十二味，共研细末，用净烟膏二钱五分，捣糊为丸，如绿豆大。如食一钱烟者，则吞十粒，一分者，吞一粒。须于饭前一刻，温茶送下。吞至六、七日后，减去一粒或半粒，逐渐减尽为愈。自服此丸日起，切不可再吸鸦片烟，恐成双饮，终身不能戒矣。切嘱！切嘱！

曹仁伯先生医说

余治病三十年来，自著二方。一名瘀热汤，用三味旋覆花汤，加芦根、枇杷叶。治瘀积胸痛最妙。一方未定名目，治痧后邪恋正虚，将成痨者。倘神识脉情已脱者，无益也。用四物汤，加杏仁、苏叶、桔梗。

诒按：三味旋覆花汤，即旋覆花、猩绛、青葱管。加芦根、枇杷叶，名瘀热汤，此先生得意之笔也。

余看何姓病，用瘀热汤，加忍冬藤、橘络、归须、鸭血炒丝瓜络。此加搜剔之药，所谓由此方而扩出一层也。若收进一层，则加生地、阿胶矣。凡方必有出入，八面顾到，才成一方。

凡病至治此碍彼，补泻两难，棘手之处，古人之法无所靠，则全仗自己一片心思，拟议一方，其中奕奕有神，必有效验。所谓神到，不可以言语形容也。

诒按：此境难造。

凡治病，每门必须揣定一主方。从此前后左右，轻重疾徐，化为八法，即有八方。

诒按：先生至论，亦迂论也。

玄仁按：先生的《医案》每一病症，确有一主方，或合二方以加减，可见其用方之妙。

咳嗽一门：嗌干咽烁，补肺阿胶散之注脚。阴虚咳血，四阴煎之注脚。肺燥胃湿，麦门冬汤之注脚。夹阴火者，用麦门冬。肝火上升而见血，参咸降法。他可类推。

脾胃一门：目黄脘痞，越鞠丸之注脚。中虚夹湿，枳实消痞之注脚。余可类推。

江竹士云：越鞠是湿热二字治法。枳实消痞，是虚而有积治法。

滋燥两难，清燥汤注脚。脾阳不升，胃湿有余，升阳益胃注脚。

江竹士又云：调中益气，是气陷而泻者，其舌浊而腻。益胃升阳，是气陷而中脘有积者，其舌薄而红。

问改春州芎枳散。先生曰：郁咳成痨，邪郁于气血之中，用川芎以挑血中之邪，枳壳以挑散气中之邪，或干或臭或五色之痰，皆可从此化出。惟有阴火者断不可用。况此病下午阴虚发热者乎。能将改方细想其所以然，则得法矣。

诒按：*得法者，得心之法也。*

问芎枳不可轻用乎？曰：此升降法也。必有寒风化热，郁闭于肺，用芎之升，枳之降，挑松之。火重者不可用，阴火者更不可用，恐火升则血易动耳。至若劳风发在肺下一条，此风郁之更深。进于此方者，则有柴前连梅煎。其中有胆汁、猪脊髓、童便等品，一面降火，一面用柴、前挑散风邪。可知古人立方，其中斟酌尽善，有令人不可思议之妙。尤在泾《金匮翼》中论之甚详。想当时逐渐增减，不知几费推敲，方至此尽善尽美。后人漫不加察，最为可惜。

竹士曰：芎枳治冷风，若风热服之必见血。

问曰：阳虚咳嗽如何？曰：子不见小青龙见证乎。

问曰：桂枝龙骨牡蛎与柴胡龙骨牡蛎何如？曰：一则太阳经亡阳药，一则少阳经亡阳药。

诒按：*同为敛汗之品，而其治则异也。*

问曰：桂枝龙骨牡蛎与真武分别处，有动静否？曰：然。桂枝龙骨牡蛎是神昏，真武是神清。一则汗从肾来，一则汗从心来也。

玄仁按：真武，即真武汤，茯苓、白术、芍药、生姜、附子。

问曰：发狂必有火，桂枝龙牡何以用桂？曰：此病必有太阳症未除。所谓狂者，神魂失据，非实火也。肢寒汗出，阳欲外亡，安得不用桂。曰：果尔，何不用附？曰：附回肾阳，桂回心阳。

玄仁按：附、桂同为温药，而一则从少阴治，一则从太阳治，此《伤寒论》桂枝甘草汤和附子汤的不同点，先生分析，是有根据。

石膏症：口渴，汗多，脉大，六字尽之。过其时，口不渴，脉细，便入血分，已是犀角症。

问曰：暴吐血症如何？曰：其人顷刻大吐，舌带白苔，虽是血症，而其热尚在气分，仍用石膏。若舌黄，则用犀角地黄辈。

六味丸加远志一两，治肾虚耳聋，甚效。

小温中丸温字，当与温胆汤温字同义，乃去其大热，俾得复其和平之温气耳，非因其冷而温之也。

诒按：故小温中丸中并无温热之品。

思泉问：真中、类中之辨？曰：真中有外感，类中多内伤。南人无真中者，非也，类中无外感，亦非也。倘表症而见恶风恶寒，便当桂枝汤，不必拘拘执定古人之法。

有风疹块不时举发者，先生殊不经意。曰：此风入肚中耳。用白蒺藜丸，加山栀、防风而愈。

诒按：即山栀丸。

论瘀血一症诀。凡臌胀者，疑为脾虚，而用白术，服之更甚者，其中必有瘀血。问曰：此血见症若何？曰：产后十有八九，其余大便漆黑者，如栗而硬者，腹痛者，腹中有块者，皆是也。至于室女尼姑经闭，尤为易见。大约两目黑暗，肌肤甲错，不易之论。因忆二十年前潘婉兰家乳姬，经事不来，教伊服大黄䗪虫丸，下黑粪甚多，后服地鳖虫而愈。

诒按：药猛厉，非实有瘀血的据，不可乱投。

玄仁按：臌胀有气臌、水臌、血臌等分别。先生治臌胀，病在脾胃虚寒者，有用理中汤、治中汤、香砂六君汤。气滞者有用越鞠丸，逍遥散、四七汤、鸡金散。此处指出臌胀有瘀血一证，是对血臌及癥块而言。

萧姓病心下痛，坚大如盘，服附子理中、细辛、枳术等，反腹痛泄泻，少腹满。继服四逆，更见气短。先生曰：是必有瘀血，血滞于中，气不能化也。因问其大便之色。曰：有干有薄，干者如栗而黑。乃下其瘀，气行获愈。

曾见一外科治重舌，用酒醋入五灵脂数钱，煎数沸，令病者漱口，吐出即愈。想灵脂破血中之滞，醋能引入血中也。此方颇有巧思，故附及之。

黄疸兼臌胀症，古人以为必死。予治蒋藩台之病，其自问亦以为必死。予用附子理中汤二十剂，腹胀大平，黄疸尽化，惟胃口不开。曰：胃中必有机窍不灵，必当有以拨之。蒋曰：奈何？予曰：所谓荜茇，即药也。因取所服方加荜茇一分，明日大愈。此一时戏言，而蒋至今常记此语不忘。想古人命名，皆必有所取意也。

诒按：荜茇系辛温之品，既以理中汤温热得效，荜茇自能如鼓应桴耳。

常熟人臌病，先生见其面色苍黄，腹上筋起。曰：此真臌胀也。按法治之而愈。

中气虚满之症，皮色不变，按之中硬而外软者，不可用妄攻之剂。

予治一痞症，寒湿内蕴，彼医用承气等法，脾愈虚而痞愈大。予用胃苓散，一剂而痞减得睡。明日加制附片五分，去猪苓、泽泻，又数剂而愈。

问痹症治法？先生曰：痰在络中，一用补药，便成拘挛。大法用蠲痹汤送指迷茯苓丸。

玄仁按： 此系指痹症由风痰引起者之治法，若元气虚弱，阴血不足者，补药仍不可少，须分两点看。

阴火上乘，亦有真有假，真者不治，假者余用猪肤汤，苦酒汤亦效。猪肤须用黑毛皮外另有一层，惟春夏间有之。今所用者都是皮肉。苦酒汤煎鸡子法，武火为佳。治肺花疮亦效，然究难痊。

玄仁按： 肺花疮，为喉癣的别名。其症咽喉初觉干燥，痒而微痛，久则腐烂，腐衣叠若苔癣。

喉痹有阴火者，有外感者，须辨。外感者予用紫雪丹一钱，甚效。

病有虚中夹实，燥中夹湿者，治法必当两顾。如余治喘症，用苏子降气合贞元饮，十灵八九。喘平后当用肾气丸。丹溪治脚气亦用此法甚验。

玄仁按： 贞元饮。见景岳《新方》。由熟地、炙草、当归组成。

因看疝气病，用肉桂五苓、川楝等。先生曰：此的对之方。是病膀胱气也。又在二十一种疝气之外。大凡用功必有着魔之候。余昔年有疝气一门，其始分清七种疝气，后又分见三病无疝气，此人魔候也。此等境界最好，亦最难到，所谓一茎学现丈金身，万事皆通。功夫至此，岂不乐哉！吾辈不患道之不行，但当苦心用功，工夫到时，自有宝光外现，奕奕动人。斯世必有识宝之人，不能不来取去，所谓"非吾求童蒙，童蒙求我"。断无身怀宝物而不为世用也。特恐走人隔壁，如求仙者，功夫有阴阳之别，一入阴分，便成鬼仙。《周易·序言》，可以阅悟也。

诒按： 此先生荣己之功也。然论近日则迂矣。

玄仁按： 非吾求童蒙，童蒙求我。语出《易·蒙》。童蒙，为童幼无知，愚蒙之意。

先生噎膈辨治：《经》云"三阳结为之膈。"盖小肠热结则便秘，膀胱热结则津涸。又曰：忧郁失志则气滞而成膈。火灼血液，则胃脘枯槁而成血瘀膈。脾胃肝肾之火，动而炎上灼津而成火炎膈。气郁成火，液凝为痰而成痰膈。高粱厚味，醇酒无厌，久则为食积膈。要之，膈证多端，必有相兼之证，治此证者，须放出眼力，不可专求一证，坚执一方也。

先生看杂证之诀，全在明辨阴虚阳虚两种，而阴虚中有精空一种为最甚，阳虚中有气虚一种为稍轻。至于膈证，以旋覆代赭为主方，其轻在气分者，四七汤、四磨饮，夹外感者，枇杷叶散，兼湿热或酒客，用七圣散。痰多者二陈汤，此皆初病时阴液未枯，阳气未结之治也。如正阳衰，用旋覆代赭，必助以附子理中。真液亏，必助以归、芍、蜜、芦、韭汁、人乳。此皆分析言之。欲知先生之妙，须知杂合各方，仍自各无剩药一味，前注甚明，当细辨之。

膈虽胃液枯，实因冲气逆。瘦人多火胃液干，亦有因痰生火说；肥人湿甚痰易结，亦有因湿痰滞血。养液消痰自有方，全在临证手活泼。代赭旋覆是主方，液亏归芍蜜芦合。气郁七气或苏沉，痰多七圣二陈入。阳虚理中吴萸汤，液衰韭汁与竹沥。外则暑湿呕吐方，枇杷叶散许氏得。

四七汤：半夏　厚朴　茯苓　苏叶　生姜　红枣

四磨饮：人参　槟榔　沉香　乌药（体实者枳壳易人参）

枇杷叶散：丁香　陈皮　川朴　半夏　茯苓　枇杷叶　香薷　茅根　甘草

七气汤：人参　炙草　肉桂　半夏　生姜

七圣散：半夏　黄连　白蔻　人参　茯苓　竹茹　生姜

杭州徐石泉，曾见一妇人，大便后眩晕数刻，屡发至数年。予用逍遥散，两剂而减，后用补中，十剂而愈。

曾见一和尚治一心悸症，夹湿火者，用归脾法，数剂而愈。其方以苦参代人参，具见灵活之妙。

当归一味，温经之功，比附子尤应手，此余所亲历也。

牡蛎其性最妙，收湿不伤阴，敛阴不碍湿。

肝虚头痛，用女贞子，实火者，可镇可散。

舌苔冷白，乃阳气大虚。往往行动如常，至眠即脱。冷白二字，余所创也。

为医第一要虚心，虚心则学无止境，自觉有错误处，便刻刻用功夫，求所不逮，则学日进而所救者亦多，可以将功折罪。此种人心必热，心热者必有后，医不昌后之说，此殆为嫁祸误人者一等人说耳。

诒按：先生训育，诚救卤莽将事，自以为是之一等人耳。彼庸俗之徒，皆以黑为白，宛同盲瞽。窃见世之方正之士，事事一秉大中，不敢稍有欺人之见，即偶失错，中夜扪心，时觉抱歉，必求补其过而后安。

余昔看书，每见一病，不看伊方，先自想一方，然后再看伊方。一日看《千金方》，见产后阳虚咽痛，思其方不可得。及看其方，乃八味丸用紫雪为衣。大妙！大妙！盖古人心思如是，吾辈享现成，胡为不学也。然此种方极重，不得浪用，如有此病，到手一用，必是仙丹。

玄仁按：紫雪不载于《千金要方》，载在《千金翼方》，先生未加分别。

大抵古人之言，断无虚说，读书时倘滑过，到看病时必茫无定据。

做功夫亦难，看书有不明处，须且停，再看下段，他日自能触类旁通；若沾沾泥定，徒费功夫。

诒按：读书秘诀。

《医通》一书，其分别处甚好。然亦有随笔写出，精神不聚者。若欲自成一家，须将各书汇聚看过，取其所长，而去其所短，则得矣。

玄仁按：《医通》有三，一为《韩氏医通》，明·韩悆，字天爵著。二名《张氏医通》，清·张璐，字路玉著。三乃《全球医通》，清末民初沈奉江著。此处系指《张氏医通》。

增订医方歌诀

目 录

此本余少时所录，与《汇编歌诀》及《类方》详略互异，今录其前书所无，或歌注不同者，以存其真。周镇注

补益之剂

麋茸丸

麋茸丸著许学士《本事方》，羊肾二对，用酒浸，煮烂去膜，研如泥茴香五钱菟丝子，一两，研末。麋茸一两，鹿茸亦可。不用刚燥用温柔，肾虚寒湿腰痛美。少阴寒湿腰痛，不用姜、术、附燥剂，而用麋茸、羊肾温柔，则不伤肾阴，俾真阳旺而邪自退，所谓正治之良图。

菟丝子丸

小便失禁菟丝子丸《济生方》，苁蓉麋茸并五味子，鸡内金附子桑螵蛸，升举督脉护阳气。失禁诸方多用涩，惟此独得寻源计。然必佐以芳香品，入阴升阳乃克济。入阴芳香是何类？杜仲茴香破故辈。古方惟用固涩，或兼通太阳，究非寻源探本之法。盖小便癃秘，则用附子等独折太阳之气化。若夫不约，则三焦俱澈矣，独折太阳亦无益也，当举督脉之阳，以保护诸阳之气，故麋茸为必需之药，然必佐以芳香入阴之品，乃能抵下焦而升阳，如茴香、杜仲、破故纸之类。

柴胡四物汤　四物二连汤

柴胡八钱四物汤参芪草，地、芍、归、芎各一钱半，参、芪、草各三钱。疏通少阳。一方有半夏三钱。和卫调营达少阳，参、芪、四物调其营卫、柴胡疏通少阳，非专于散风也。日久虚劳有寒热，脉沉而数最相当，沉数为热在里，阴尚未亏，故用此调和营卫，渐以散其热。若脉细而数，则当全用兹阴矣。热伏阴中午后热，热发午后，营虚而阳陷入阴也。此方庶可保安康。镇按：原方无黄芪有黄芩，但《兰台轨范》亦作黄芪，或有所本，今仍之。又有虚劳夜间热，四物二连汤当商。四物汤加以黄连、胡黄连，治血虚五心烦热，昼则明了，夜则发热。

人参清肌散

人参清肌散许叔微《本事方》干葛，四君子汤逍遥散小柴胡汤合。三方合一加入葛根。邪热流传经络中，痰嗽烦热虚劳纳。嘉言曰："此治邪热浅在经络，未深入脏腑，虽有柴、葛，全借参、术之力以达其邪，先补气而后清解血中之热，亦叔微一种苦心，可取为式。"

发汗之剂

越脾汤　越脾加术汤　桂枝二越脾一汤

越脾汤越脾中气，发汗生津凉散委，越脾者，发脾之津气而为汗，乃渐发汗于不发之中，是为凉散法也。麻黄石膏甘草枣大枣生姜，《金匮》以之治风水，一身悉肿脉洪浮，浮为在表汗之美，按其证必渴而喘，不然麻石何堪师。《金匮》云："风水恶风，一身悉肿，脉浮不渴，续自汗出，无大热，越脾汤主之。"按：此条原文，颇有舛错，从来注者，多胡卢提过。风水者，风中肌肤，津气不行，一身暴肿，有似于水，故曰："风水"，其实非因于水也。故《金匮》又云："风水脉浮，里水脉沉"，便可见矣。盖风为阳邪，肺、脾、胃三经受风热之阳邪，闭郁其汗液而为病，必兼烦渴无汗易喘见象，此汤清火而发汗之旨合符。《金匮》风水一门，证多错杂，读者自会之可耳。**又有越脾加术汤，里水亡津渴者饵**。《金匮》云："里水者，一身面目黄肿，其脉沉，小便不利，故令病水。假如小便自利，此亡津液，故令渴。越脾加术汤主之。"按：风水脉浮当发汗，里水脉沉当分利，此正法也。而里水亦用发汗者，盖小便自利，亡津口渴，里已无水，而水在皮中，既不能下利，惟有发汗一法，使从外解，故用此汤。但加白术实脾胜水止渴，此权变之法也。**温邪挟饮填肺中，为胀为喘加半夏治**。名越脾加半夏汤，《金匮》治肺胀，咳而上气，其人喘，目如脱状，脉浮大者。即越脾汤原方加半夏也。**浮而且大大为阳，散邪蠲饮辛寒利**。越脾散邪之力多，蠲饮之力少，故用半夏，辅其未逮。不用小青龙汤者，以脉且大，病属阳邪，辟寒不利辛热也。**若夫桂枝二越脾一汤法，脉弱无阳勿轻试**。《伤寒论》云："太阳病，发热恶寒，热多寒少，脉微弱者，此无阳也，不可发汗，宜桂枝二越脾一汤。"柯韵伯云："脉弱无阳不可发汗，按此证此脉，唯柴胡桂枝汤为恰当。"**无阳是亡阳分津，喻王二子说亦是**。"无阳"二字仲景言之不一，后人置为阙疑，嘉言即亡津之通称，王晋三曰："无阳乃阳分亡津之谓，故用桂枝汤二分行阳，一分行阴。"其说亦是。**然必烦渴脉不微，热多寒少乃克恃**。柯韵伯云："此汤可以治太阳阳明合病，热多寒少而无汗者，然必兼见烦渴之证，脉虽不长大浮缓，而不微弱者宜之。"

甘草麻黄汤　麻黄附子汤

甘草麻黄汤**治里水，水从汗解斯方美**，《金匮》云："水病发其汗即已。"**麻得甘草入中焦，散水和脾厥有旨**。麻黄得甘草，引经入中焦，能散水和脾，取水谷之津为汗，深厥旨。**脉沉小者属少阴，温固必须加附子**，名麻黄附子汤。《金匮》云："水之为病，其脉沉小，属少阴，宜麻黄附子汤。"不使麻黄入肾经，汗不伤阴水自已。熟附温肾固液，不使麻黄深入肾经，劫液为汗，则水去而汗不伤阴。《水气门》中廿五条，证多错杂难摹揣。《金匮·水气门》中，共二十五条，有风水、皮水、里水、正水、黄汗，或有治法，或无治法，或言当下，或言当汗，错杂难明。揆其大旨两言明，只在浮沉分表里。足肿曰水面曰风，先后上下分彼此。脉浮者风水，脉沉者里水。足先肿而后及于头面者曰风水，头面先肿而及于足者曰里水。肿者因风伤于上，上行及而下。湿伤于下，下行及而上也。恶风无汗汗之宜，小便不利利之是。此要诀也。脉沉虽寒必温经，水气脉沉，当利小便。若兼恶风无汗之表证，亦当发汗，然必佐以固里温经之药，如麻黄、附子是也。脉浮而下须兼使。水气脉浮，在表，当发其汗，使水气从毛窍而出。若兼小便不利，法当利小便，使水气从上而下，然必兼解其表，五苓散之属是也。

三拗汤

三拗汤《局方》中用法拗，杏仁不去皮尖捣，麻黄留节甘草生，麻黄留节，发中有收。杏仁留尖，取其发，连皮取其涩。甘草生用，补中有发也。风寒喘嗽服之好。治感冒风邪，鼻塞咳嗽痰多，胸满气短。

仓廪散　人参石莲汤　陈米汤

仓廪散《普济本事方》治噤口痢，下利不欲食，名曰"噤口"，此乃胃中湿热蕴蒸清道所致。此人参败毒散加陈仓米。人参败毒散发湿热之邪，升清化浊，加陈米充脾胃之气。或用人参与石莲，煎汤灌呷亦能济。名人参石莲汤。痢后大渴脾气虚，单煎陈米汤《证治准绳》方可已。

96

攻下之剂

海蛤散

海蛤散《本事方》治血结胸，治妇人伤寒血结胸膈，痛不可近者。陶节庵曰："伤寒血结胸膈，火甚吐衄未尽去，蓄在上焦，胸腹痛硬，身热漱水不咽，喜妄如狂，大便血，小便利，名血结胸。"滑石甘草海蛤各五钱芒硝一两通，为末每服二钱鸡子清调下，泄热通阴破结功。此方咸寒滑利，泄热通阴，以破血结，为散取留胸中。鸡子清调服，则不伤肺胃之阴，允为伤寒邪热炽络，血痹著上焦之良治。王海藏治血结胸，有桂枝红花汤加海蛤、桃仁，原欲表里上下一齐尽解之意，然总不如此方之妙。

结胸灸法

结胸灸法《本事方》诚良妙，巴豆十四枚黄连大者七寸津唾调，填入脐心用艾灸，腹中鸣响结胸消。上药为末，用津唾调和，填入脐心，以艾灸其上，腹中有声，其病去矣。不拘壮数，病退为度。才灸了，便以温汤浸手帕拭之，恐生疮也。此法稳妙，凡胸中病，俱可依此为治。

十枣汤　小胃丹

十枣汤《金匮方》用芫花遂甘遂戟大戟，各等分，为末，大枣十枚煮汤煎药。峻攻水气威灵赫。下利胸胁痞硬痛，汗出短气干呕逆，诸证皆水气为患。仲景利水之方，种种不同，此其最峻者也。积痰伏饮并蠲除，痰饮皆水之化，水为火结则为痰，水为寒凝则为饮，治见《金匮》饮门。羸弱虚人勿轻掷。或益黄柏与大黄，小胃丹丹溪治痰热膈。治老痰顽痰，塞壅胸膈，喘急气粗，大便秘结。此方药力甚猛，壮实人痰饮最宜。老弱均忌。

三一承气汤　六一承气汤　黄龙汤　《活人》黄龙汤

三一承气汤节庵订，大小调胃三法乘。治伤寒腹满实痛，谵语下利，内热不便，中风僵仆风痫，此方合三承气汤为一，而重用甘草，攻补兼施，最得仲景之秘。再加柴芩铁锈水，坠热开结名六一承气汤。黄龙汤治热结利，胃有燥屎，口渴而反下利清水，名热结利，乃口饮汤而下渗也。三一承气汤人参增，当归桔梗兼姜枣，阳明实证体虚证。年老气血虚者，去芒硝。《活人》书亦有黄龙汤，柴芩参草四般称。小柴胡汤去半夏、姜、枣，治妊娠寒热如疟，产后伤风，病后劳复热不解。

和解之剂

桂枝汤　桂枝二麻黄一汤

桂枝汤《伤寒论》为和方祖，桂枝汤和方之祖，故列于首也。芍三两桂三两　甘草炙一两　姜三两　枣十枚水七升，煮减半，温服。罗。啜粥渍形充胃气，桂枝本不能发汗，故须助以热粥，充胃气以达于皮毛，是渍形为汗也。看此可知伤寒不禁食矣。解肌出汗功能多。桂枝和阳解肌，非若麻黄之专于发汗也。太阳中风伤寒与疟利，阳明脉迟悉可瘳。大凡发热脉浮弱，恶风汗出效无过。此桂枝汤总证，要诀著眼。又有服桂枝汤反烦者，刺其风府穴在项上入发际勿蹉跎。此非误治，因风邪凝结于太阳之要路，则药力不能流通，故须刺之以泄经气。外未解而下为逆，太阳病外证未解，不可下下之为逆。此禁下总诀。变证多端按法摩。清谷身疼先救里，此误下之证。邪在外而引之入阴，故便谷不化，阳气下脱，可危。虽表证未除，而救里为急，宜四逆汤。利止方从外解和。清谷已止，疼痛未除，仍从表治，用桂枝汤。盖凡病皆当先表后里，惟下利清谷，则以扶阳为急，而表证为缓也。心痞误下邪入中焦恶寒表未解先解表，表解乃可攻痞切莫讹。宜大黄黄连泻心汤，苦寒开降。桂枝禁忌还须记，亡血虚家酒客疴。桂枝辛热，酒客、亡血家误服，必吐脓血也。太阳风疟日再发，非若少阳之疟，一日一发。桂枝二麻黄一汤诵哦。

芍药甘草汤　芍药甘草附子汤

芍药甘草汤平剂，此方桂枝变方，偏于营分，和平之剂也。和营止腹痛功堪记。芍药功专除汗烦，桂枝汤能止汗，以其中有芍药也。芍药之功，在于除烦，烦止汗亦止，故《伤寒论》反烦、更烦、心悸而烦者，皆用白芍。心烦脚挛阴虚使，治伤寒脉浮，自汗出，小便数，心烦微恶寒，脚挛急，反与桂枝汤，欲攻其表此误也，得之便厥。诸证俱似桂枝，而心烦脚挛，是里气不和，阴气欲失，故用白芍滋阴止烦，甘草缓急止痛。辨证必于同中异处著眼。水泻热痢均可施，参加白术止泻黄芩耳。清大腹热也。又有芍甘附子汤，汗后而反恶寒饵。治发汗病不解，反恶寒者，亡阳之兆已见。芍药安内，熟附攘外，甘草调和，芍药、附子从中敛戢真阳，则附子可招失散之阳，芍药可收浮越之阴。此太阳、少阴方也。

苦酒汤

苦酒汤《伤寒》方半夏十四枚鸡子清，一枚。纳半夏，苦酒着鸡子壳中，置刀环中，安火上令三沸，去渣，少少含咽之。不差，更作三剂。徐灵胎曰："此等煮法，必有深意，疑即古所云禁方也。"却痰利窍出音声，咽疮难语由阴火，阴火清宁疮自平。此方治少阴水亏，不能上济君火，而咽疮语声不出。疮即痱蛾之类。半夏之辛滑，佐以鸡子清之甘润，有利窍通声之功，无燥津涸液之虑。然半夏全赖苦酒摄入阴分，却痰敛疮，即阴火沸腾，亦可因苦酒而降矣，故以名方。

过庭录存

程安徽

先生之病，素禀湿热，又挟阴虚之病也。湿者何？地之气也。热者何？天之气也。天地郁蒸，湿热生焉。地天交泰，絪蕴生焉。生生不息之机，妙合于其间。禀而受者，湿热元气混合一家，出自先天，牢不可破。较之外感、内伤之湿热属在后天者，一扫而尽，岂可同日语哉！设使薄滋味，远房帏，不过生疮动血，幼年所患之等症而已。惟从事膏粱，更多嗜欲，外增湿热，内耗阴精，则脏腑营卫常有春夏之情，而无秋冬之气，无怪乎其亥年之风火相煽，耳苦于鸣，岂非阳气万物盛上而跃之一验乎？当斯时也，静以养之，则脐冷、齿痛以下见症之外，犹可相安于无事。何乃火上添油，喜功生事，陡然头昏面赤，一派炎炎之势，甚至火极似水，阳不成其为阳，热不成其为热，肝经之火，督脉之阳亦从而犯上，失其本来之面目矣。近闻引火归源，以为甘温能除大热。嗟乎！未闻道也。甘温能除大热者，良以下极阴寒，真阳上越，引其火归其源，则坎离交媾，太极自安。若夫阴虚湿热蒸动而上者，投以清滋，尚难对待，断不可以火济火，明犯一误不可再误之戒。然清已有法，滋亦频投，饮食能增，身体能胖，外有余矣。而色色不能久立久坐，即病机中万物阴阳不定，未有主也之条。际此外盛中空，下虚上实，用药实难。尝见东垣之清燥汤、丹溪之虎潜丸，润燥合宜，刚柔协济。张氏每赞此两方，始克有赖，何乐而不即用之耶！无如药力之所以载行者，胃气也。胃属阳明，阳明中土，万物所归，湿热窃踞，亦久已薰蒸，传为吐血嗽痰，鼻塞噫气，二便失调，正是九窍不和，都属胃病。欲安内脏，必先清其外腑，又为第一要着。至于秋末冬初病甚者，十月坤卦纯阴，天已静矣，而湿热反为之动；肾欲藏矣，而湿热仍为之露，致邪失正，能不令病之更进一层乎？附方谨复。

青盐四两　甘草八两　荸荠一斤　海蜇二斤　萆薢一两　饴糖八两　橘叶五钱　霞天胶一两五钱　十大功劳叶一斤　刺猬皮一两五钱

上药为末，竹沥和水泛丸。每服三钱，清晨开水送下。服完后合虎潜丸全料，同合常服。

汪 杭州

承示病源，阳分比阴分更亏，显有明征。阴亏而用十全、养荣等法，责重乎阴，寓以阳药，本属和平之剂。良以秋分在即，燥气加临，不敢责重乎阳，以燥就燥，反增燥病焉耳。然于膏方下云："后日可加附、桂，斟酌用之"一语，早已言之，非不见到也。盖天地之气半月一更，人身之气亦半月一更。八月而至九月气已两更，病势不除，饮食反减，明明阴得膏滋而无病，阳得膏滋而更衰，一月之间阴阳偏胜，一膏之内功过相抵，可叹补偏救弊，因时制宜，应接不暇也。所言廿七、廿九两日霜降始寒，寒气外侵，痰饮内动，动见青黄绿水，尚属阳明胃腑。至于黑色，已自胃底而来，肾虚水泛，脾虚积饮，已见一斑。然神气困顿，面色青浮，脉见双弦，以昭阳气不充，痰饮内聚宜矣。而反忽然牙齿浮疼，加以口舌酸甘，呃忒于胃，冲逆于胁，变出一番火气者，肝火也，肝气也。气火之横逆，不外肾虚无以涵木，木旺顺乘脾土，此等气不足即是寒之根底，反见气有余便是火之情状，所谓本寒标热是也。夫惟本寒标热，岂非阳气之虚，较之阴气更进一层耶！此时论治，离照当空，始可阴霾四散。宗风虚则炽，痰寒则壅之训，而出一星附散法，以助脾阳。俾虚风寒痰不相互结，非独分解病情，而且土旺用事，更合机宜。如一立冬，又不可以纯阳无阴之品，施于久病阴血本亏之体。冬月宜藏之令，即以此方分两三分之一，日进一服，参人前定膏滋方中，只须五钱，清晨服下。傍晚再服水泛金匮肾气丸一钱五分，淡盐汤送下。以占冬至阳生，勿药有喜。至于黑锡丹、控涎丹，本来合式。因病处方，随机应变，相时而动可也。须俟尊处高明权之。

胡_{西汇}

天之热气下，地之湿气上，人在气交之中，无隙可避。虚而受者，即名曰暑。暑之为言，有湿有热，不言而喻。夫暑先入心，暑必伤气，气分之湿不为之先除，则所留之热必不能外出，所以暑湿热三气交蒸之先，务须消去其湿，正合古人消暑在消其湿之旨也。然湿邪一去，热气即从外达，又名暑热，不名暑湿，一气而有两名，前后之用药亦异。盖以热则伤阴，气亦更弱，无怪乎鼻衄旧恙上从清道而出，身体困倦，饮食渐减，脉转弦数，阳分更热，口内知干，种种见其虚中有实之象焉。但暑邪一症，河间每论三焦。现在头额昏蒙，邪热偏于中上，惟衄去过多，虚在下焦阴液。如此细诊，断在少阴不足，阳明有余，有何疑惑哉！拟景岳玉女煎法，俾得中下焦热气上薰于肺者，悉从暗化，而下焦之阴气，亦不再伤。仍不出乎刘氏三焦治例，未识当否？

细生地　煨石膏　淮牛膝　麦冬　肥知母

萧_{藩署}

人年四十，阴气自半，从古至今，未尝不若是也。惟尊躯之所独异者，正在湿痰素多，阳事早痿耳。尝阅医书，夜卧臂在被外者，每易招寒而痛，露臂枕儿者，亦易受寒而痛。此间之痛，虽非二者可比，而其起痛之因本于卧在竹榻。竹榻之性寒凉者也，日日卧之，则寒凉之气未有不袭筋骨，较之前二条之偶伤筋络者，更

105

进一层矣。所以阳气不宣，屈伸不利，痛无虚日，喜热恶寒。仲景云：一臂不举，此为痹。载在《中风》门中。虽非真中，而却类中之机，岂容忽视。现在治法，首重补阳，兼养阴血，寓之以驱寒，加之以化痰，再取经络通之。则一方制度，自不失君臣佐使焉。

制川附　党参　片姜黄　炙草　大熟地　当归　白芍药　橘红　风化硝　桂枝　西羌活　沉香　海桐皮　枳壳　野於术　茯苓　绵黄芪　阿胶　制半夏　虎掌

上为末，取竹沥一茶碗，姜汁二调羹，入淡蜜水泛丸。

朱逢辰次诊松江

左升太过，右降不及，何经之病？曰：左属肝，右属肺。肺肝同病，自然升降失常。然肺为五脏华盖，肝脉布于两胁，此左升仅属于肝，右降反属于肺，何也？盖肝体在旁，肺体在上，只就位置而言。若论其作用，《内经》又曰：肝居人左，肺居人右。右之不降，肺正失其清肃之用也。左之过升，肝反多所横逆之用也。横逆之邪加于清肃之所，木寡于畏，反侮于金，无怪乎身半以左之气旋之于右，既不能透彻于上，亦不能归缩于下，有如邪正相争，盘旋胁部，直至得后与气则快然如衰者，木究不能上克于金，而仍下泄于土也。夫土曰稼穑，作甘者也。木曰曲直，作酸者也。口甘带酸，痰唾亦然，何莫非土受木乘之过，木亦太刚矣哉。谁能柔之，惟有左金一方，以为克木之制，则木正其体，金得其用，何患升降之不得其常耶！

左金丸

复朱逢辰书

接读手书，荷蒙锦念，谢谢。所谕气火益炽等证，即古语云：气有余，便是火。气从左边起者，肝火也。左金丸主之，当归龙荟丸亦主之。今既左金一丸如水投石，自宜以当归龙荟丸继之于后，未尝不可为法。惟我先生有"为痛为血不可不预防"一语，出自高明，定有灼见。弟始而骇然，继且茫然，几不知笔从何处着矣。我先生如饥如渴，以望一方，惟速为贵。而弟又刻无暇晷，夜以继日，有者求之，无者求之，必得一左之右之，无不宜之之要法，然后可以复书。非敢缓也，盖有待也。端午日下问者少，徒辈聚在一堂，讲论百病皆生于气，遂有九气不同之说。气本一也，因所触而为九。夫怒与思为九气中之二焉，思则气结，《内经》自为注脚云：思则心有所存，神有所归，正气留而不行，故气结。先生有之。至于怒则气上，甚则呕血，怒则气逆，筋缓，发于外为痈疽。古人亦载于气门。以昭邪郁必变，久病入络，非无意也，先生亦有焉。弟即从此领悟曰：怒有形于外者，亦有不形于外者。形于外者，暴怒伤阴。不形于外者，郁怒伤肝。惟其郁也，木即不能畅茂条达，反来横逆，则气郁于中者，势必火炎于上。金受火刑，有升无降，痰血热辣一病于肺，痞满闷塞再病于脾。脾肺同病，则胃家之痰食无力以消，胆经之木火从而和之。将来血溢于上，痈肿于经络，增出一番新病，诚不能不未雨而绸缪也。然为痛为血之枝叶，仍不外乎气郁为火之根底。治病必求其本，因思气从左边起者条内，有久患气结，诸药不效者，先服沉香化气丸，以开其结之文，不独将来之变病可以预防，即现在之气火升腾亦为合剂。而况右脉弦强，即土郁夺之之法耶。惟沉香化气丸重剂也，权宜用之而已。元虚久病之体，于病不能不用，而亦不可多用，清晨宜服八分。晚服逍遥、六君辈。调之补之，以为实必顾虚之计。未知是否，请正。

朝服沉香化气丸，晚服逍遥散合六君子汤（去半夏、人参，加北沙参、川贝）。

吴_{嘉善}

大小便易位而出，名曰交肠。陡然气乱于中，原属暴病。不料迟之又久，肠间秽物归并膀胱，悉从小便而出，较之交肠症似是而实非矣。良由瘀血内阻，大肠废而不用，幽门辟为坦径，阑门不司泌别，舍故趋新，舍宽趋隘，日痹一日，漫无愈期。窃恐元气不支而败。此时论治，必须故道复通，瘀血渐消。庶乎近理。

旋覆花　新绛　青葱管　归须　柏子仁　首乌　荠菜花

另用旧乌纱帽一顶炙灰，每服钱半，温酒下。

李常熟

惊悸起因，传为颤振，继以寤寐不宁，左脉细软，右关弦数。数则为火，弦则为痰，细软又主乎虚，虚在肝肾，兼以痰火结于脾胃，所以能食少运，肢体软弱，口燥身麻也。连日固本，既属安适，无容更张。惟痰火内胜，不得不以十味温胆法加减佐之，以为标本兼顾之计。俾得虚不再虚，实者不实，未知是否。

人参　大熟地　天冬　大生地　茯神　柏子仁　枣仁　石决明　橘红　当归身　川贝　鲜竹茹　龙齿

次诊

颤振一症，振乃阴气争胜，颤则阳气不复，其势之来，上冲则鼓颔，四散则肢动。至于肉瞤筋惕，不过来势之轻者。治此病者，平补镇心而已。惟肝不藏魂，寤寐失常，胆又内怯，惊悸时作，加以痰火串入其间，法须兼备，冀免厥塞。

人参　龙齿　当归身　远志　茯神　麦冬　橘红　大生地　枣仁川连三分，拌炒　胆星　秫米　半夏竹沥拌　石决明　钩藤竹茹

三诊

颤振不发于冬至，已责阳气不复，此在冬至以前发者，尤为阳气不复，不言喻。至于阴气争胜，似未可解，而不知阴气之得以争胜者，皆为阳气不充，未经来复之故。若能来复，则阴气何能争

胜？然阴之争胜固已，而其所争所胜之阴，究系何物邪气。曰肝属阴，痰亦属阴。痰生于脾，脾经所生之痰，内因肝经之阴火下动，动则生风，痰亦随之而逆，此颤振之所由来也。岂独诸风掉眩，皆属于肝而已哉。惟本有惊悸，此因颤振而更剧，无怪乎其寤多而寐少。

人参　冬术　茯神　炙草　半夏　陈皮　大生地　麦冬　归身　白芍　酸枣仁　远志　秫米　竹茹　石决明　钩藤

先服磁朱丸二钱，陈皮汤下。

张_{嘉兴王店镇}

细绎病源，本属暑、湿、热三气之症也。始以湿秘，后以热结，所感暑邪，由此久恋。然此就初中末三者而道其常，尚未言其变。所变者何？昔肥今瘦。肥人多湿，瘦人多火。湿已化火，火已就燥。而况更有变者，痰结肺经而取效葶、杏。热结肠间，又增大便如栗。甚至肺与大肠相为表里之金，同受火刑，皮肤燥脱，岂非湿生痰，痰热，热生风之一验乎？若夫水液浑浊，皆属于热，内热生痿，不能起床，鼻之燥，耳之鸣，眼之泪，热象不一而足，阴亦不一而伤。至于口中不渴，似属令人不解，然亦不难。久病人络，络主血，血主濡，所以但干而不渴耳！宗无阴则阳无以化立法。

鲜首乌　石决明　柏子仁　方解青盐　怀牛膝　白杏仁　姜水炒山栀

郭_{薛家湾}

阴络伤则血内溢，血内溢则后血。血之从后出者，已经数载，时发时止，未有甚于去年也。今春营血日亏，卫气益虚，虚则气不摄血，血亦因咳而来。阳络更伤，中焦失守，不独肝肾内虚，而且浮肿于前，喘促于后，甚至饮食不思，恶心欲吐，脉来数疾无伦。竟有阴从下脱，阳从上脱之意。急急大补，俾得抱一不离，方为幸事，然恐鞭长莫及。

人参　麦冬　五味子　坎炁　牡蛎　龙骨　干河车　蕤仁　茯神　川柏　酸枣仁

转方悬拟：加黄芩伏龙肝

复诊

喘之一症，已得大补而平，可见肝、脾、肾三经，亏之已极。姑置勿论。现在脉芤且弦，其名为革。以昭血络空虚，元气难摄之象。夫惟元气难摄，所有湿邪下注为溏，外走为浮肿，上逆为咳痰，甚至阴络伤血内溢之下，更有阳络伤血外溢之症。似此中虚少纳者遇之，窃恐不堪磨耐，仍起风波而败，不可忽略。

制川附七分，青盐一分拌炒　大生地三钱　白芍二钱　阿胶钱半　生於术钱半　五味子七分　人参七分　麦冬钱半　干河车三钱　炙甘草四分　牡蛎一两　泽泻钱半　葫芦巴二钱　巴戟肉二钱　枣仁二钱　乌梅一钱　伏龙肝一两

陶崑山

湿有五，肥人之湿多起于脾。脾主湿，又主土，土气不旺，湿邪无路可出，则变而为痰，化而为热，所谓湿生痰，痰生热是也。湿热痰体，亦既有年，姑置忽论。且论病经两候，痛泻起因，继以寒热往来，一日二三度发，其间呃忒频频，七日而止。显系冷风外感，内从少阳而入，里气不纳，上逆冲激，出入无定使然。当时汗出太多，虽有口苦呕恶等症，却难和以小柴胡汤。现在汗已不少，吐亦未除，下又通矣。三法自行，而疟疾仍作，胸前痞闷，脉右软滑，左觉空弦，神情困倦，语言无力，饮食不思。中气大虚，邪气还盛。汗、吐、下三法，既不可施，惟有和、寒、温三例，尚可以行。尝念丹田有热，胸上有寒，白苔滑者，仲景曾出黄连汤一方，喻氏师之，以为和上下法之计。又念汗、吐、下三法之后，胸前作

痞，噫气不舒者，仲景用旋覆代赭汤，通其阳，镇其逆，俾得呃不再起。想亦未始不合。如此治法，不独为新病而设，即旧时之湿热生痰亦与焉。和方之制，和其不和者也。不和于已虚之后，窃恐虚波暗起，未可忽略。

川连　干姜　炙草　旋覆花　人参　半夏　桂枝　代赭石　白芍　陈皮　生姜　草果仁　红枣　茯苓

晚诊

加制川附青盐拌　冬术姜水炒焦

次日复诊

今晨寒热又作，来势颇轻，呕亦稍松，苔又渐薄。所受风寒湿热，却有暗化之机，似属佳兆。无奈脉之弦滑，多带空象。元气阳气，实已内虚，虚而有邪，不得不以扶正化邪为法，盖恐邪未尽而正先尽耳。

制川附　於术　人参　草果仁　淡干姜　桂枝　炙草　旋覆花　代赭石　茯苓　川连　制半夏　制川朴　白芍　生姜　大红枣

绎此病风邪外感，内蒸湿热浊痰，古人所谓夹病，此等症是也。何以见之，风入少阳则为寒热往来，半在表，半在里，出而与阳争则寒，寒宜不饮，入而与阴争则热，热宜发渴，此乃寒喜热饮，热反不渴，若无湿热痰浊，何以如是。是故白苔满布，面色晦滞，脉弦又滑，尽带空濡之象。欲去其风，必须化湿、化痰、化热，以除兼夹之邪。则风邪寻路而出，不被兼夹所持矣。然热自痰生，痰从湿化，即欲化痰热，先宜化尽湿邪。嘉言云：舍助阳别无驱湿之法。明示人以温通为主。将来附子理中、连理辈，一定章程。其中损益，尤须临病斟酌。活法在诸高明也。设使兼夹之邪日化一日，而疟机未脱，仍可用小柴胡汤和之。或寒热渐轻，但师其意，不取其方，亦无不可。诸高明自有洞见，何庸多议。此不过主人之嘱，聊以应命而已。

华甘露

大少君之病，伏暑晚发之病也。暑邪者何？天之热气下，地之湿气上，人在气交之中，无隙可避，感而受者，遂病为暑。假使发于当日，其邪易达，其气未深耳。惟深伏三焦，直至秋晚而发，道远气深，自内达外，焉得一病便轻，所以病经十有三日，日重一日矣。然伏邪仅在三焦，不过寒热分争之下，所见者无非胸前痞闷，口中甜腻，二便失调而已。兹乃肢麻不已，更见厥逆。显系所患之邪，不从三焦而出，反入于肝。肝者将军之官，其性横逆，上犯肺经，则为厥；旁流中土，则见为麻。麻、厥并至，不惟邪盛，早见肝阳逆矣。然肝阳之逆，暑气之侵，亦非无故而作，必由风喜伤肝，未病之前先招风气，引动伏邪。加以阴气素虚，肝失所养，所谓最虚之处，便是容邪之处。三焦之病，累及乎肝，最为恶候，能不虑其虚不化邪，厥逆频频乎？所幸者胆亦受暑，胆属少阳，其机为枢，有出入之意焉。是以寒热之势变为寒热往来，间日而作。俾得病情从此渐轻，不独肝脏之邪，可以外传于府，即留在三焦者，亦可望其归并也。但少阴本虚，脉弦而芤。最怕欲化不能，亦恐半途而废。邪实正虚，用药最难。权就寤言不寐，多梦纷纭，邪在胆经为甚者，立方候正。

人参　生地　竹茹　羚羊角　枣仁　枳壳　龙齿　省头草　茯苓　当归　炙草　制半夏　橘红

邵绍兴

东方生风，风生木，木生肝。肝居人左，全赖血以濡之。又属刚脏，须凭水以涵之。肾水本亏于下，心血更耗于上，肝失其养，木性横逆，有升无降。无怪乎其卧则血归于肝之候，魂不藏，气反逆，少腹一冲，直至胸膈，心为之悸，身为之摇。风从内起，始而母病及子，继以子病及母。所谓诸风掉眩，皆属于肝。又谓上升之气，自肝而出。此等证是也。夫肝者，将军之官，非柔不和。下滋肾水，上清心火，以养肝木。仍不出乎专理肝经例治。舍许学士真珠母一法而何！

石决明　熟地　茯神　柏子仁　西党参　归身　沉香　酸枣仁　香犀角　龙齿

邵松江朱家角

太翁之病，肝肾素虚，肺胃新感之病也。夫肝属乙，肾属癸，乙癸同源，病则俱病，往往如此。花甲之年，即使不病新邪，筋骨间早已空虚，何堪再经磨耐。岂料寒热陡发，直至一候有余而解。解则急急补之，犹恐填而不足，乃又经食复，消克之剂，在所必需，幸而外热递减，内热不清。已虚而益著其虚。咳嗽更剧，浊痰粘腻，出而不爽，气息短促，形神困顿，饮食不思。病势有加无已，因病致虚，因虚益病，互相为患者也。至于舌色或黄或白，现在又多剥象，左胁曾痛，两膝常屈，卧床不起，小溲仍黄，干而不渴，加以音不扬，睡中语。显系肺胃两经之热，既不能从外而泄，又不能从上而清，邪无出路，断无中道而立之理，势已逼入下焦，两伤肝肾。邪之所凑，其气必虚，留而不去，其病为实。实则泻之，虚则补之，以使补不碍其邪，泻不伤其正，一举两得，方合实必顾虚之计。此等立法，似乎从症而未及脉，然所诊之脉，亦无不合之理。右寸关部弦而且滑，左尺关部细而且数。数则为热，滑则为痰，弦主乎肝，细主乎肾，岂非肺胃两经之热痰正盛，肝肾两经之虚气大昭。无怪乎其气从左逆，卧不能侧，更著上实下虚之证焉。为日已久，肺失清肃之司，相傅无权，肾失封藏之本，作强无主，而来此喘息。标本都伤，何怙不恐。必得药随病转，首能呼吸调和，庶几循循而治。否则气不归原，难卜其旋元吉矣。

大生地　人参　天冬　竹茹　橘红　羚羊角　获神　枣仁　川贝　归身　生蛤壳　骨皮　桑皮

复诊

清养之下，弦滑脉象较昨颇缓。然肺受热伤，每易成痿，不可不虑。

前方加冬瓜子，丝瓜络

次日复诊

喘出于肾，关于肺，标本同病，始而邪盛，继以正衰，大非久病所宜。热在上焦者，因咳为肺痿。仲景早已言之，非无意也。肺之一脏，外为热火所烁，内被肝火上燔，金不生水，水不涵木，木反侮金，其畏如虎。转与复脉汤治其下，苇茎汤治其上，以冀弋获。

炙草　人参　大生地　麦冬肉　阿胶　枣仁　冬瓜子　丝瓜络　桑皮　苡仁　川贝母　肥知母　骨皮　蛤壳

转方

细绎病源，总不外燥之一字。燥万物者，莫熯乎火。火有虚实，金必受刑，清养之下，咳呛气息，不过小效者，肺中之实火稍清，而虚火之上炎，不能归缩于下也。是以黄痰之外，更见粉红，舌干糙燥，便结小坚，肌肤干热，甚至手震睡语，以昭热极生风，液涸风动之象焉。何必以脉之左者反浮，右者反细，而后知五志厥阳之火，亦从而暗烁其金乎。当此肺已痿矣，束手无策，然又不能坐视。惟有资液救焚汤，虽曰鞭长莫及，亦不得不以润万物者，莫悦乎泽之思，以冀吉人天相。

资液救焚汤

陈^{茜墩}

夏间伏暑，直至秋末而发，亦云晚矣。晚则其道远，其气深，横连于膜原，外发于阳明。所以初发之时，仅见蒸热，虽得汗泄，而不能解。今已二十日矣，曾经化火，发渴发干，阴分必伤。伤阴化燥，本属暑邪见症，而况阳明中土，万物所归，尤易化火伤津者乎？然阳明化火伤津，不过清之养之而已，尚可有为。无如所患之火，内挟饮食之积，结而不开，盘踞小肠，上升则口糜，下注则便泄，泄还不已，转而为痢，其色黄而带灰，红而带白，便则多痛，以昭邪盛则实之意焉。设使胃家气旺，肾脏不虚，而用攻克之剂，尚可以胜其任者，原为幸事。而饮食不思，神情困倦，面白带青，肌肉暗削，小便不多。少阴阳明两经之生气索然，津液告涸，急须补助，已恐鞭长莫及，岂能再用攻克。诊得右脉弦数，左部细小。细小为虚，弦数为实。虚中有实，用药两难，惟有猪苓汤一法，最为痢后阴伤所合，然下焦可治，而中焦之结者，肝阴之亏者，仍未得以兼治，参人六一散方，佐以芍药甘草汤，一方而三法备焉，以冀弋获。否则悠悠忽忽而脱矣。

猪苓　阿胶　赤苓　泽泻　红曲　甘草　芍药　滑石取荸荠花一两、荸荠四个、海蜇二两煎汤代水。

又次诊

进猪苓汤后，所见下痢已减其半，所化之邪亦减其半。所以唇之肿者已消，齿之垢者能清，以及右脉之弦数者能缓能和，似属佳兆。然左脉细小，按之仍属无神，且兼关部带弦。弦主乎肝，细小无神又主乎真阴不足。惟以不足之真阴，难以涵养肝木，肝木顺乘中土，尤为易事。如中土尚属有权，往往于病邪消化之后，胃口渐开，生机可望。此乃胃中之津液早被热气所伤，又为下痢所劫，一伤一劫，杳不思谷，干哕恶心，所谓津劫病至，津竭祸来，此等症是也。若论小肠盘踞之邪，痛势仍然，按之未减，而其位置则已近乎少腹，而不连于胁部，势欲下行，还未归并大肠。即使贻患将来，不过为痛为血，尚可徐图。惟此虚态百出，变生眉睫，能无惧乎？然则阴尽痢止，最为危候。不得不宗七虚三实，扶正为先之训，而回元气于无何有之乡，再图侥幸。

人参　北五味　麦冬　银花　甘草　荸荠　陈海蜇　白芍　青皮　丹皮　川贝母　橘白　牡蛎　花粉　人中白

取炒香谷芽五钱，煎汤代水。

陆^{唯亭}

阴亏之体，肾家一水本来不胜两火。此《内经》仅道其常也。兹更有变者，烦劳之下，火从内起；炎暑之威，火自外逼，内外两邪合而为一。以肾水久虚者当之，则阳络受伤，血从外溢，溢而未清，变为咳嗽。甚至有声有痰连连不已，饮食虽可，肌肉暗削。自秋及冬，正属金水相生之候。见症尚和，自觉相安于无事，而不知仲春木旺亦反侮金。金者肺也。肺失清肃则音不扬，咽中痛，其喉为痹，以昭一阴一阳之火气内结，金受其累，渐成损症矣。然脉形细数，尚未见促。阴火虽旺，阴液未竭。缓以图之，日进滋补，俾得夏至阴生，其旋元吉。现在脉虚火甚，物难下咽，最为吃紧之时。非清不可，非补不可，斟酌于二者之间，惟有钱氏补肺阿胶散法，可以加减用之，似乎合式。

阿胶　马兜铃　甘草　牛蒡子　花粉　猪肤　川贝　淡秋石　凤凰衣　麦冬　粳米　濂珠粉　大生地　甜杏仁

另：水泛六味丸三钱，清晨淡盐汤送下。

陆^{平望}

红疹属血，白㾦属气，气血同病，㾦疹并发。发则病宜解矣，神必清矣，兹乃既发白㾦，又发红疹，而神反昏沉，身热不退，气息短促，加以舌缩质红，其苔灰薄，遍身自汗，足胫逆冷，甚至下唇震动，两手亦然，昨多喜笑，小便自遗，本来咳嗽，今反寂然，水饮与之则咽，不与亦不思。诊得右寸脉形滑数，关部濡软，左手皆细小，按之模糊。想是风邪外感引动温邪，又被湿痰所阻，元气受伤，走人手足厥阴也。势已危笃，每易悠悠忽忽而脱，邪从汗出，元气亦与之俱出。正在势不两立之时，最为棘手。勉从虚赢少气例立法，以冀邪尽而元气不与之俱尽。

大竹叶　石膏　人参　麦冬　川贝　谷芽　中生地　天花粉　远志　茯神　钩藤　牛膝　生甘草　犀角

陈崑山

胃脘当心而痛，继以形寒发热，如疟而作，甚至呃忒频频。此系温邪外感，秽浊内踞，加以湿痰食滞交结中宫也。设使中宫之阳气内旺，所受之邪容易化达。兹乃元气本虚，诸邪又伤于后，无力消除，病延多日。所以脉象空弦，神情困倦，非补不可时也。但舌苔白腻，干欲热饮，下体先痹，今更作麻，哕逆恶心。邪恋肺胃，而肾气亦衰，用药极难兼顾。然温养中宫，佐以上下分治之品，俾得一举而三善备焉。以冀即日见痊为幸，否则气息易喘，恐增额汗。伊可畏也。

人参　於术　制川附　淡干姜　炙草　旋覆花　半夏　川朴　丁香　麦冬　藿香　木瓜　代赭石　茅根　枇杷叶

又

进前剂，麻痹得和，四肢亦暖，且得吐出陈腐酸苦，其色若尘，此皆得温而通也。然呃忒频频，气息短促，呻吟不绝，哕逆呕恶之象，仍不能除。神情困倦，左脉空细，右脉弦急，大便溏黑，喜饮热汤。湿痰邪滞之外，又有瘀血在里。邪从上出，不自下行，已为逆症，而况呕吐之时，曾经额汗，能不虑其虚波暗起而脱乎？哕逆呕吐无不由于气之所载，气若不平，诸症何从化解？将前方加减，先使气平为要。

旋覆花　代赭石　半夏　西洋参　牛膝　槟榔　角沉香　杏仁　刀豆子　台乌药　大补阴丸

又

呃忒日轻，呕恶日重。此即陈腐之邪内阻气机，为呃者，都从呕出，所以一则见轻，一则见重也。然病根欲拔，而其所出之路，逆而不顺，上而不下，颇失胃气下行为顺之理，却为累事。昨夜额虽无汗，今朝脉尚弦急，呻吟未绝。所留陈腐之邪尚在中宫，犯肺为咳，犯胃为呕，直从中道而出，犹带呃忒。必须去尽宿邪，庶几有望。

风化硝　茯苓　制半夏　枳壳　刀豆子　苏子　白芥子　茅根　枇杷叶　厚朴　西洋参　竹茹

又

荡涤宿邪之下，呕恶大减，呃忒更缓，脉象稍和，呻吟渐除，大便叠通。夫乃胃有下行为顺之兆乎？去疾莫如尽，尚须磨荡下行，继之于后，可卜其旋元吉。

云茯苓　枳壳　风化硝　半夏　白芥子　苏子　大腹皮　苡仁　枇杷叶　厚朴　刀豆子　茅根　鲜竹茹　谷芽

王黎里

阳络伤，血外溢，溢后脉宜静。此乃脉细而数，数则为热，细则阴虚。所以气息短促，胸胁隐痛，面色萎黄，语言无力，小溲清白，大便漆黑，心悸少寐，气逆或闷，动则火升，倦则阳举。无一而非虚阳上扰，阴血下虚，气不归元之象。先哲云：气有余便是火，气不足便是寒，不足之气反见有余，此非真火，乃是虚寒，阴不恋阳，血不配气，以致此也。欲降其气，必先补阴，理固然耳。

人参　五味子　燕窝　枇杷叶　米仁　橘红　石决明　玉竹　冬瓜子　川贝母　麦冬肉　茯苓

又诊

胸闷胁痛，今午大减。良以上焦疲血渐从活动而消，所进养阴利肺法似属合宜。然气息之短促未长，火升心悸，口燥颧红，脉细仍数。阳气外露，阴血内亏。若能呼吸调和，即是其旋元吉。

人参　北五味　麦冬　白芍药　米仁　橘红　石决明　云茯苓　玉竹　冬瓜子　阿胶　丝瓜络

接服方

大生地　麦冬　北沙参　茯苓　甘草　枇杷叶　阿胶　石决明　白花百合　败龟板　燕窝　白芍药　骨皮　玉竹　抱木茯神

俞常熟

肝藏魂，肺藏魄，魂升魄降，一阴一阳之各有其常也。此间之病，魄之降者，一无所关，魂之升者，独擅其奇。始而见所未见，继而闻所未闻。男女话长，分居左右，此无他，婴儿姹女，天各一方，而实黄婆之不媒以合也。夫黄婆属土，土中湿热生痰，以致天五地十之生成，失其所主，累及肝魂，魂不附中，而出之于上。欲治其上，势必先奠厥中。

人参　茯苓　冬术　炙草　橘红　獭肝　半夏

另：磁朱丸。

虞德泰室人年五十岁新城西栅

肝者，将军之官。女子以此为先天，与男子不同。大病后先天未经复元，肝血内亏，不能涵养肝木，肝性刚强，入营则吐血，入胃则脘疼，上升则头晕，肝经之病，可云甚矣。设使脾土内旺，尚可生金，金来制木，不足虑也。无如此际健运失常，湿从下走，五更溏泄，甚至湿郁于中，腹中雷鸣。湿又郁而为热，其气上行，耳内嘈嘈，出脓出汁，今更失其聪矣。脾经之弱，自顾不暇，岂有生金制木之功哉。然肝为刚脏，顺乘中土，本属易事，横逆肺经，亦不为难。以不难侮金之木，偏遇肺失清肃，木寡于畏，咳嗽数月，时见鼻衄，左脉过弦，右寸上溢于鱼际，甚至少腹有形之气从左而起，从下而上，或攻于左胁，或逆于右胁，或塞于中，或作呕恶，竟有骤变为厥，缓变为臌之形，岂容眇视。然肝属乎阴，阴中有木火存焉。不左其金，无以为治。但面色萎黄，肢体无力，饮食不多，喜饮热汤，中下之阳气式微，不得不兼顾而治之也。至于得后与气则快然如衰者，不外是病，亦不外是治耳。

九香虫　冬术　车前子　白芍　麦冬肉　桑皮　左牡砺　陈皮　紫菀茸　骨皮　厚杜仲　归身　左金丸

陆信夫 平望西阑溪塘

先痛而后肿者，形伤气也。究其气之所以形伤者，热胜则肿，火甚则痛耳。此等见症，不足以泄其邪，又挟身中之白积，下走肠间，似属寻路而出矣。然脾气不升，反从下陷，四肢浮，阴囊肿，小水不利，满症作焉。实则泻之，未始不美，而不知所存之湿归入腹中，以昭诸腹胀大，皆属于热。幸得五苓已分其势，然犹未也。午后发热，鼻准色赤，虽曰脾经伏热，而咽之时痛，喉之干燥，舌之光红，苔之剥落，又有热伤阴气之象。泄热之中兼以存阴，尚为可治。今乃望得形枯色滞，闻得气短言微，问得不纳便溏，脉之切得者右关弦数而大，至数模糊，左部寸短，关尺细弦，按之俱属无情。无一而非阴枯阳竭，土受木乘，势欲悠悠忽忽而脱。偏补阴阳，皆有所碍。惟以培补元气一法，以冀一息之气，既可助阳，亦可生阴耳。

人参　麦冬　五味子　鲜藿斛　藕汁　丹皮　伏龙肝　陈香橼　茯神　牡蛎　白芍

复诊

肿胀一症，大忌气喘溏泄，上下交征，以使气血阴阳立尽而脱，深可虞也。进前方溏泄已止，气喘已平。肾本肺标，自有相生之兆，病属转机。是以色之滞者能开，形之枯者得润，本实之拨固然因补而挽回，而枝叶之害亦因清而见化，化则口舌之干，咽喉之燥，咳嗽之作，无一不因而愈。所愈者过半矣，可称佳事。无如大腹之满，虽减不已，未食之前，不知饥饿，既食以后，反多饱胀。盖以阳明中土，万物所归，而阳明胃府，更有食积痰滞交结于中，无怪乎短脉虽长，弦数未罢，且兼滑大，午后微热，鼻色微红，阳缩虽伸，囊肿虽消，四肢之浮肿不能尽退，且右臑肩臂久偏为患者，竟不能消，尚属病根未拔之候。虚则补之，热则清之，积之一字，惟有磨荡而已。一方而三法备焉。未知其能弋获否。

人参　五味子　白芍　鲜藿斛　麦冬　左牡蛎　藕汁　陈香橼　丹皮　伏龙肝　茯神　鸡内金　泽泻　陈海蜇　荸荠

二剂后去藕汁，四剂后去鲜斛。

另方

陈香橼、人中白等分为末，每服钱半。取人参三分，砂仁一分，煎汤送下。

温中军

头为空谷，气本内清。耳为听官，声由外纳。兹乃反是。望得舌苔黄浊，闻得气息喘促，问得心神恍惚，胁部胀逆，诊得左脉细长，右关弦数。弦则为湿，数则为热，细为阴分之细，长为寿命之长。长命者，元阳必旺，阴分自虚，偏以湿蒸热郁窈踞阳明。阳明之脉盛于头面，头面诸经暗被湿热上薰，何怪乎昏昏不爽于头里，嘈嘈反起于耳中，而心神之所，肝胁之部，肺气之息，凡在中上两焦者，莫不深受其累焉。补阴以配其阳，化湿兼清其执，在所必需。

大熟地八两　竹茹二两　江枳壳一两　党参三两　当归身二两　炙

草一两　制半夏二两　茯苓三两　酸枣仁二两　陈皮一两　明天麻一两　甘菊一两　石决明三两　於术一两　白芥子七钱　丹参二两　女贞子二两

上为细末，取白蜜十四两，炼熟，糊丸如桐子大。每服五钱，清晨淡盐汤送下。

又

古语云：痒为美疾。夫疾以美名，似非近理，而不知一痒之下，湿热交蒸者无不发之于外，都从黄水而出，则躯壳之内从此清且和矣，不亦快哉！然际此黄水成疮之候，搔痒难当，可无具以应之乎。附方：

煨石膏十两　扫盆四钱　青黛一两

共为细末掺之。如水少者，用煎熟菜油涂。

又

惊者必恐，烦亦归劳，劳则气陷，恐则气下。气之正者既从下陷，则胃家水谷之气，亦未有不随之而下陷，此作泻之所由来也。扶助正气，以使有升无降，舍大补脾肾而何？

大熟地四两　肉桂五钱　淮山药二两　茯苓一两五钱　山萸肉二两　丹皮一两五钱　制川附五钱　黄芪二两　西党参三两　升麻三钱　炙甘草五钱　於术一两　当归身一两　陈皮一两　建泽泻一两五钱　柴胡三钱

上药和入清水，煮成膏滋，收得极厚，听用。

取：补骨脂二两　吴萸一两　五味子一两　肉果二两

为末。即取前膏糊丸如桐子大。每服四钱，清晨淡盐汤送下。

复元和何明府改定丸方

从前所用十四味方，不外乎心脾肾三阴药也。三阴之中，责重乎阴，稍佐以阳。制方之意，悉因阳常有余，阴常不足起见，是以熟地、龟板滋纳肾于下，於术、党参健运脾于中，茯神、枣仁、远志、柏仁培养心于内。尚恐三阴不能和协，而用归身以统血，陈皮以调气，更取猪之髓，人之乳，皆属有情者，急补真阴，又得枸杞、菟丝之二子，阴中求阳，阳生阴长，共填不足之阴，而阳之有余者亦不至有所偏害。近来饮食不多，体肤未免受饿，理治不少，筋骨未免受劳，将充肤泽皮以温分肉之黄芪，养筋壮骨，以添精髓之首乌，合而用之，未始非一要着。至于劳倦伤脾，脾虚不能为胃行其津液，容易生痰生饮，可以二陈为使。然则今之立法，意在贵阳而贱阴矣。呈电。

谢杭州

肝者，将军之官，谋虑出焉。胆者，中正之官，决断出焉。二者失其所出之常，郁结不解，以致右胁下痛。盖肝脉布胁，胆附于肝，一脏一腑，表里同病耳。然所病之痛，又因下积而除，显系肝胆两经，虽因本病，而实湿热久伤，附和其间所致。后来温补燥烈，既伤营血，又滞浊痰，气分日窒，右降不及，无怪乎右胁之下窒碍不通，舌上生苔，大便燥结，吐痰反少，面黄带滞，脉象弦涩，增出一番清浊浑淆见症也。据述下积之后，精神稍爽，似欲以通为补之象，未知是否。

旋覆花　青葱　霞天胶　新绛　柏子仁　饴糖　当归须　萆薢　刺猬皮　橘络

先服《医通》沉香化气丸五分。另：水红花子一合，炒热绢包熨。

又

脉之涩象稍和，弦则未改。积下之后，胁部稍能活动，想是痰血两邪尚有盘踞之意，而未解散也。

旋覆花汤　鸡内金　萆薢　饴糖　霞天胶　归须　刺猬皮　橘

123

络　瓦楞子

丸方

六君子汤　干姜　　　陈粳米（取巴豆四十九粒拌炒，仍去巴豆）一合

淘　黄连　九肋鳖甲　川朴　鸡内金　当归　水红花子　饴糖　瓦

楞子　牡蛎　竹沥达痰丸（另研细）　白芍　荠菜花

神曲浆糊丸。

潘卫道观前

头为天谷，藏神者也，面无精彩，头苦常鸣，岂非天谷内虚，神色无华乎？然头鸣右盛，痰火必多。当兼顾治之。

大熟地十两　天冬四两　党参八两（三味煎膏）　制於术　黄芪　归

身　炙草　桂圆肉　远志　枣仁　木香　石决明　阿胶　橘红　甘

菊　云茯神　半夏　竹茹

为末，将前膏糊丸。每服三钱，淡盐汤下。

延陵弟子纪略

序

　　先君子门诊日以百计，手诊者二三十人，其余分给门徒，诊毕一一复之，不稍懈，盖恐失之毫厘也。此卷吴君所诊，先君子为之点窜者居多，故论病则劈肌分理，剖析毫厘，而语气之间，时寓谆训诲之意，引人入胜，具见苦心。独慨先君子门下士百数十人，当日分诊之下，改易不少，而诸公不能如吴君之用心，各编一册，汇成大集，惜哉！

　　　　　　　　　　时在咸丰九年蒲月中旬　文澜识

孙桐泾桥

据述五更泄泻，叠进温通而罔效。病亦奇矣。诊得左关脉弦，弦主乎湿，亦主乎肝。右关一部内主乎脾，脾为土，肝为木，木乘土位，湿自不消，不消则脾为湿所浸淫，为重滞，为中宫痞，为少纳多痰。脾气被湿所累，既不能散津上归于肺，口舌常干，而但运湿下入于肠，大便自泄。病在肝脾而不在肾明矣。拟治中、连理辈，佐以缩脾法。俾得土中泻木，以使两和。

於术　茯苓　党参　炙草　炮姜　川连　扁豆　草果　青皮　陈皮　葛根　砂仁　陈皮

姚常熟

虚则补之，阴虚则补阴，阳虚则补阳。久病者阴阳两亏，寒热分争，既补其阴，又补其阳，未有不合者也。然补阳则胀，补阴亦然，是虚不受补乎？另有实邪乎？诊得脉形细涩而数，细属阴亏，涩为血少，数之一脉，外因伤气亏者，阴火浮于上也。然此等脉息，在虚者按必无力，而按之还觉鼓指，不独虚也，久病而见实脉，病从何来？因思秋燥气也，燥气先伤上焦华盖，则诸气膹郁，营卫失和，寒热分争，无怪乎补气补血不一应手。夫燥胜则干，燥于上，嗌自干；燥于外，肤自干；燥于内，血自干。肺受燥气则为咳为嗽。燥万物者莫熯乎火，润万物者莫悦乎泽。若不以嘉言之清燥救肺汤，棘手无策矣。泻必先补于前，实必固虚于后，此不过以意逆之，冀其弋获而已。

桑叶　北沙参　石膏　麦冬肉　炙草　羚羊角　川贝　大生

地　麻仁　枇杷叶　杏仁　清阿胶

沈嘉兴

湿邪下注为浊，湿流关节为痛，湿热不攘，大筋软短，软短为拘。据此三条而论，显系脾经积湿，下注旁流，不能化尽，郁而为热，伤及于筋。夫筋肝所主也，宜养宜滋。而脾经之湿热仍未清楚，不得不以通化之品兼施之。然病日经久，恐非旦夕所能取效。

大熟地　当归　白芍　川芎　虎胫骨　茯苓　防已　秦艽　潞党参　於术　炙草　苡仁　鲜桑叶　木瓜

李常熟

舌上之有苔无苔，全凭中气之立与不立。然中气所立之苔白而且润，兹乃黄而带黑，又兼干象。干属无津，黄则为土，黑则为火，火土合德病而不合德，邪热薰蒸也。邪热既蒸阳明，无怪乎阴不上承，以昭乎津液暗伤。若不以实则泻之之法治之，吾恐心阳更旺。

泻黄散

薛南濠

久痢未有不伤肾，肾虚则气不归元，呼多吸少，喘自作焉。纳气归元，最为要着。然龙雷之火亦已随气上逆，口干、鼻燥、咽痛，脉冲反见有余之象，引火归元更不可少，此亦不过因病治病，竭力以图之计，鞭长莫及，未免致叹于崇朝。水泛金匮肾气丸一两，炒炭煎服。

吴江阴

阳结于上，阴枯于下而为噎膈者，肾家之阳不能蒸腾于上，肺经之阴不能沾濡于下。古人于膈证一门，重补肝肾，良有以也。

大熟地　半夏　归身　代赭石　旋覆花　干姜　茯苓　制川附　台乌药　麦冬　竹沥　新会皮　炙甘草

董庙堂巷

知柏之性本来迅扫荡阳。据云服之者多而且久，以致浊阴用事，真阳上越，烦躁眩晕，尺脉微细，小便不举。幸得大温大补之剂，尚可支持。为今之计，舍此温补，别无苟安之法。病发时少腹作痛，际此冬至之时，身中之一阳未必即生，急以来复法生阳于下，佐以真武汤坐镇北方，俾得阴阳不散，最为第一要着。

制川附　白芍　茯苓　生姜　於潜术

煎送来复丹

吴庞家弄

脾脉络舌本，又主四肢。脾经素有之痰为寒所遏，上行舌本则不言，下注四肢则痛痹，内阴心包则形神呆钝，外阴阳气则四肢冰冷。现在脉象小滑，寒痰正盛，必得温通经络，以使痰消寒化乃妥。

苏合香丸一丸，取竹沥五钱，姜汁一茶匙，隔滚水炖温溶服。

陈枫泾

病名癫疾。得自母胎时，所谓其母有所大惊，气上而不下，精气并居，故令子发为癫疾是也。四年前曾经一发，现在形呆目定，不寐胡言，心悸溺热，脉弦且数。想是惊则气乱，神出舍空，痰热袭入其间，旧病复作也。当以化痰调气，俾得包络渐和为要。

竹茹　半夏　风化硝　橘红　茯苓　远志　石菖蒲　炙草　枳壳　南星

复诊

进前剂得寐得吐，并得言语稍清，形神活动。显系胞络之痰邪已有向外之机。无如脉象仍弦，至数还数。数则为火，弦则为痰，痰即有形之火，火即无形之痰。痰火交结胞络，正复不少。必须调化，以使痰火渐清，神明渐出，则君主之官不补而自安矣。

半夏　橘红　石菖蒲　远志　南星　茯神　风化硝　炙草　龙齿　竹茹　北秫米

另：指迷茯苓丸、白金丸二丸和匀，每服三钱。开水送下。

方松江

鼻衄上流，白浊下注，脉象弦数。中宫之湿火分头病也。

猪肚丸五两。每服三钱，取茅根汤送下。

沈松江

金空则鸣，金实则无声。无声之症其为金实无疑。然金本空也，何反言实？实者热也。热在上焦者，因咳为肺痿，痿则相传无权，清肃失职，金受火刑，六叶两耳中之二十四窍痿而不通，此音不扬之所由来也。肺与大肠相为表里，肺既病于上，大肠焉得安于下？上下见血，阴阳两络俱伤，火之为害，亦云甚矣。诊得脉象弦数，其形颇大。弦数属痰与热，大则又主阳明，显系肺与大肠之病，又被阳明痰热所累也。治病必求其本，法当顾本，兼治其标。

芦根　生米仁　生蛤壳　丝瓜络　牛蒡　冬瓜子　白杏仁　忍冬藤　粳米　马兜铃　阿胶地骨皮　甘草

张枫桥

寒热之下，下利胸痞，脉促气喘。此即太阳之邪，不传阳明之经，即入阳明之腑也。

葛根芩连汤

王嘉善

湿热不攘，大筋软短，小筋弛长，软短为拘，弛长为痿。此间虽非软短，亦已弛长。惟其弛长，无怪乎痿而少用。然痿因湿热，脾虚不化也。往往治在脾经，而不知最虚之处，便是邪客之处。下焦见证实系肾气内亏，欲治其痿，必先化湿与热，欲化湿热，必先补脾及肾。脾肾一旺，湿热自减，不独下焦欲痿可以渐入佳境，即中下两焦之小恙，亦可以向安。尚难以痿证已成之例，独取阳明为治也。清燥汤加减之。

人参　生冬术　茯苓　炙草　麦冬　小川连　川柏　陈皮　首乌　建泽泻　神曲　生姜　红枣　五味子

曾广东

水流湿，火就燥，湿不与燥为邻，燥遍逼湿为火。火势炎上，则水之润下失常，无怪乎求救外水，渴而能消，消则仍渴，转展不已也。前进许氏法仅能小效，制大其方，正在此时。

大竹叶　石膏　党参　炙草　大生地　半夏　当归　白芍　绵黄芪　麦冬

诸平湖

痎疟皆生于阴，阴者，太阴、少阴、厥阴也。名之曰阴，必得阳以对待，不言而喻矣。此乃阴风寒湿又来袭入其间，出而与阳争，入而与阴争，寒热往来，轻重不一。苟非扶助阳气以逐阴邪，则三阴之界何从打退病魔乎？

青皮　川朴　柴胡　草果仁　茯苓　茅术　淡芩　鹿角尖　炙草　半夏

符丹阳

北方黑色，入通于肾，开窍于二阴，藏质于腰间。欲通大便，精窍先开，腰间苦痛，脉来尺细关弦。肾家之虚也，不言而喻矣。

河车大造丸方加青盐　甘草。

戴太平桥

梦泄遗精，勤而又久，近更举念则泄。肾失封藏之职，心失神明之主矣。急秘其元。

龙骨一两　大诃子皮五只　砂仁五钱　朱砂五钱

为末，取糯米粥糊丸如桐子大，另有朱砂为衣。朝服二粒，盐酒送下，晚服三粒，冷水送下。

董_{关上}

阴枯于下，阳结于上，阳明素有之瘀血浊痰亦阻膈间，以致饮食之下为噎为噫。经年不愈，其病更剧，所以胸中窒塞，尚吐白沫，脉象细涩，左关带弦，又兼食后作胀，大便坚结，势欲成膈。膈之用药最难，必须循循渐进，以冀戈获。然噎是神思间病，尤要内观静养，俾得怀抱放开，庶几有得。

当归 白芍 白蜜 鲜芦根 干姜 薤白 槟榔 瓦楞子 党参 半夏

复诊

进前法胸中之窒塞稍和，白沫之上泛略缓。显系上焦阳气暂得温通之品，结者能开。然虽暂开，尚未生生不息，加以阴血仍枯，是以饮食之下，不惟为噎为噫，且兼胀逆不舒，大便坚结，脉象细涩，左关带弦。病情正剧时也。悦耳目，娱心志，当在服药之先。

淡干姜 炙草 当归 白芍 制首乌 薤白 党参 陈皮 瓦楞子 茯苓 槟榔 乌药 制川附 沉香 芦根 白蜜 制半夏

顾_{唯亭}

肺气通于鼻，和则能知臭香矣。兹乃反是，肺之不和也无疑。然肺脉固涩，而脾胃两脉何得亦然？加以白苔满布，想是中焦湿土先病，累及肺金。欲清肺金，必先崇土化湿，以绝病根。若在枝叶上求治，无益也。

藿香 砂仁 於术 党参 半夏 陈皮 荜茇 桑皮 苡仁 炙草

邵_{太平桥}

病中咳嗽，病后浮肿。浮肿属脾，咳嗽属肺，肺金风邪，脾土水湿，互相搏结，变而为风水症也。气息喘促于上，二便失调于下，病势危笃，能不虑其厥塞而脱乎？勉拟开鬼门、洁净府两法，以冀表里皆通为幸。

麻黄汤五苓散（用肉桂）

毕山塘

叠进补纳，自云诸恙向安，偶尔动气，又云诸恙复作。然所患之恙，仍不外乎咳喘两字，并无节外生枝见证，病亦奇怪矣哉。而不知所患咳喘，下虚气不归元之痰也。前所补纳，脏气未充。一以怒则气上，再以思则气结。既结于中，又上于肺，则健运失其常，清肃失其职，而痰饮之邪能免咳喘乎？补纳方中佐以降气，俾得两全为要。

大熟地　归身　炙草　党参　紫石英　陈皮　於术　牛膝　胡桃肉　杏仁　苏子　茯苓　制半夏　桂枝　沉香

刘徐州

失血后咳嗽不已，痰涎不少，甚至寒热分争，左部细轻，右寸关部数大不宁，饮食少纳，纳则胸脘不利。此系伏热伤胃，延及肺金，金受热伤，变为肺痿。肺既痿矣，水绝生源，则肝肾两经即使不虚者而亦虚矣。然虚则补之，本来一定章程，无如肺胃两经之伏热尚属不少，暗劫津液，若非清养肺胃以去病根，而徒补肝肾无益也。若论所吐痰涎，本从热化，而不知胃家有热，所进食不能化为气血，亦易酿成痰饮，上泛于肺。肺又失其清肃之常，不能通调水道，下输膀胱，则肺自旋受而旋吐也。吐已多而且久，最虑气喘，喘则肾本肺标，上下皆损，恐归虚脱。如此看来，一清一养之下，稍能应手方幸。

冬瓜子　苡仁　白杏仁　芦根　炙甘草　蛤壳　丝瓜络　紫苑　海浮石　鳖甲　淡姜渣　秦艽　云茯苓

梁宝应

病起下焦后艮于背，夫背为阳，艮为山，设使背阳充足，何至重若艮山。惟督脉内空，不能统领诸阳敷布于背，以致脾经之湿痰下随肾家之气，夹背而上，上而不致于眼突，即艮其背，有似山之重焉。背重于上，囊肿于下，上下各病其病，而实一以贯之。古语云：生病之处，即阳气不到之处。此等症是也。下气通阳，最为入手要著。

制川附　川椒　茯苓　陈皮　制半夏　炙草

李上海

少阳之脉行身之侧，痰核结于颈旁，延及腋下。想是湿生痰，痰生热，流落少阳部分而不能化达也。痰核所成，匪朝伊夕，谅非汤药所能速效者。惟其不能速效，所患湿热即从少阳胆经袭入厥阴肝部，瘰不成寐，寐则惊惕，甚至口燥舌黄，溺赤便坚，病热有加无已。良以胆附于肝，腑病还之于脏也。夫肝脏属木，其性最刚，非有水以涵之，每来横逆。此间阳常有余，阴常不足之体，更有易升无降，竟可彻夜不眠，为现在所苦，急须医治，然后再论缓调。拟许学士真珠母法。

石决明　洋参　大生地　龙齿　当归身　犀角　朱茯神　枣仁　柏子仁　沉香

陈常熟

浓痰内结，须从上腭咯出。暴者为风热外感，久者为阴火上冲。若阴火既冲，风热复感，二者互相为患一时，浓痰更结，咯出更难。欲治其疾，必先静养。

大熟地　丹皮　建泽泻　茯苓　北沙参　山药　地骨皮　桑皮　川贝母　洋参　白芍　竹茹石决明　陈皮　枇杷叶　阿胶　麦冬肉

为末，淡蜜水泛丸。

张浦东

语言艰涩，口角流涎，肢麻气短，脉息沉弦。此系内风习习，感召外风以成类中也。七日内小心骤变。先理风痰，随后大补。

云茯苓　蝎梢　制半夏　南星　台乌药　制蚕　广陈皮　甘草

沈松江

四肢属脾，脾主湿。湿毒内胜，走入脾经，右手背腕先痛后肿者，气伤形也。名曰手气。

云茯苓　茅术　制半夏　枳壳　片姜黄　当归　风化硝　赤芍

陈右

三焦浮游之火，行走不定。

黑山栀煎服。

复诊

进奇方，火衰大半，药对病矣。然舌红无津，左脉弦数。水不足，火有余，不言而喻。泻南补北法主之。

细生地　归身　白芍药　川连　石决明　黑栀　胡黄连　阿胶

程安徽

痢疾古称滞下。滞下者，暑邪积滞，下走肠间也。幸得大黄荡涤，未成重候。然迁延不已，已经一月有余。脉形弦细，肢体无力，溺色清，痢色红白，中脘不舒，舌苔湿白。想是脾肾两经之阳气暗伤，所有余邪不能尽化也。理中者理中焦，此症已及下焦。不独补脾，尤宜补肾。盖久痢未有不伤肾耳。

附子理中　治中　地榆　防风

吕湖南

脉象浮弦，弦则为痰，浮则为风。风邪因外而感，痰饮自内而起，内外合邪，咳嗽并作。安内攘外，似属一定章程。然所言弦脉固在右关，而浮之一字见于左者甚微，见于右者独著，想是风之所感本经，痰之所上实重。其在《脉论》云：浮弦痰饮。此之谓夫。如是则治痰之品宜重于驱风，不言而喻。

苏子降气汤去桂

泻白散　赤苓　枇杷叶

徐_{枫桥}

诸风掉眩，皆属于肝。诸禁鼓栗，如丧神守，皆属于心。既读《内经》，即识此病。一怒则掉，一笑则鼓之病，病在心肝也。但肥人多湿，湿易生痰，调养心肝之外，必须兼化湿痰，未知是否？

生地　竹茹　制半夏　陈皮　於术　枳实　石决明　炙草

朝服天王补心丹三钱

陆_{太仓}

脉见两弦，非痰即败。今所呕者，幸有痰涎，尚非败症。然久吐不已，究恐成败。断不敢以痰涎上泛小恙目之。惟治痰饮者多用温法，而此间肝阴不足，其火本旺，舌红且绛，用药最难。况酒客中虚，湿热又胜，刚柔相济之品难矣。拟连理汤合戊已法加减。

生於术　茯苓　干姜　炙草　制川附　白芍　陈皮　制半夏　潞党参　川连

另：生姜、食盐、饴糖、炙草四味，煎汤代茶。

洪_{庙前}

无阴则阳无以化，所以大剂清凉，病势依然不改也。

细生地　犀角　牛膝　肥知母　鲜石斛　石膏　麦冬　南花粉　粉丹皮　金斛

复诊

进少阴不足阳明有余法，身热渐缓，大便亦通，岂非寒之不寒，责在无水之一验乎。然病虽衰，而阴亏留热尚不能平，脉数溺疼，苔黄口燥，自汗神疲。多所反复时也，岂容眇视，仍宜昨法守之。

照前方用中生地，加蔗汁。

武太仓

风寒湿三气杂至，合而为痹。本宜温药和之，无如痹日经久，三气之邪亦已郁热，正在经热则疼，经热则痹之时，又与风寒湿初起见症甚不相同。所以脉象弦数，口舌干腻，小溲带黄继之于后也。拟蠲痹法加减。

当归　赤芍药　羌活　片姜黄　黄芪　嫩桑枝　黑栀　鲜竹沥　芦根　白蒺藜

朱青浦

阴虚生内热，有所劳倦，形气衰少，谷气不盛，上焦不行，下脘不通则胃气热，热气熏胸中，故内热。就此《内经》而论，未有不补阴者也。然胃为市，脾为使，脾虚易泄之体，不能为胃行其津液，亦易暗生其热。所以脾胃一论，始自东垣，以补《内经》之不逮。由此观之，似与清燥汤，方为合作。

清燥汤

金关上

痢之一症，未有不在乎暑，暑邪先伏肠间，外因凉气一束，其毒下注，则为痢疾。伤于血者其色必红，伤于气者其色必白。白也，红也，总不外乎暑毒之所留也。然暑毒之外，每有饮食之积附和其中，所以痢之为名古称"滞下"。今痢已十有七日，积之下者不少，暑之解者已多，不然红何以能转为白？痛何以亦得大减？所虑内留之邪，尚随脾气下陷，苟非脾气上升，则下痢漫无止期矣。拟东垣补中益气汤加减。

补中益气汤去芪　加六一　香连　淡干姜　神曲

张嘉兴

上吐下疝，肝胃两经宿疾也。去冬腹胀，因硬而起，延及于中，二便失调，此即脏寒生满病也。良以一阳未生，寒物内伤，阳气更虚，病情更剧，下焦阳气既因艾灸而醒，何不进而求之，俾得一阳来复，浊气潜消，庶几有望。

来复丹一钱五分，清米饮汤送下。

次诊

大温之下，复满不减，减不足言。阳气极亏，即欲来复，尚未得生生不息之机，至七日庶得一阳。

来复丹二钱。

三诊

一阳来复，满者已减其半，岂非美事。然美中不足，三阳未泰，尚觉其痞，痞者否也，否而不泰之谓也。

来复丹三两，十服。

殷太仓

病分气血，不病于血，即病于气。然亦有气血同病者，未必各有所分也。即如此病，胃脘当心而痛，起于受饿之余，得食则缓，岂非气分病乎？然独气分为病，既然得食痛缓，宜乎即刻向安，而此痛虽能得食而缓，而午后则剧，黄昏尤甚。属在阳中之阴，阴中之阴之候，其为血病无疑。况但头汗出，便下紫色，脉形弦涩而数，更属血之见症。但此血又非气虚不能摄血之血，乃酒热所瘀者。瘀则宜消，气虚宜补，消补兼施，庶几各得其所。

治中　失笑

另：元明纷、红曲为末，和匀。每服二钱，痛时服。

高三板桥

《伤寒》有"或已发热或未发热"之条，以昭寒伤营也。此间之寒深入营分，营分虽热而卫分仍不能热，所以肤寒鼻血，苔黑口干，甚至舌强难言，其热已畏，加以左关独弦，余者皆小，两足厥冷，但欲寐，胸前痞闷，味甜溺频，手振痰血，呃忒连嚏。湿邪、食滞、气结三者既助为虐，又因少阴之阴气不充，自顾不暇，不能化托诸邪，其病更剧。曲运神思，聊拟一方，以冀应手方妥。

葱白　淡豆豉　黑栀　小川连　人参　肥玉竹　川贝　广橘红　藕汁

复诊

足之厥冷已温，肤之寒象转热，脉息之小者又能转大，且数且弦。寒郁之热颇有开泄之机，然其所开所泄独在大经小络，而肺之脏，胃之腑皆不能通。气分阴分仍属无力以托其邪，无怪乎口干苔黑，舌强难言，牙关不开，鼻衄嚏出，胸闷气粗，呼吸有声，神情不振，且兼无慧，昏昏默默而睡，势其尚在险途。搜索枯肠，以尽医力。

小川连　山栀　淡豆豉　淡芩　川黄柏　桑叶　白杏仁　花粉　川贝母　知母　大生地　竹沥　枇杷叶　炒查

马 小邾弄

舌乃心之苗，苗本于心，心为君火，其舌宜温，兹何反是。左寸脉沉而缓，舌色淡白，据云口唇早已先寒，然后及之于舌。因思阳明胃脉环于唇口，唇口之先寒，阳明府久被寒痰所阻，累及于心。良以胃土之生，生于心火，子病及母，势所必然。

苓桂术甘　二陈　益智仁　远志　开口川椒

顾 太仓

舌乃心之苗，心血内亏，其舌少荣，无怪乎舌质觉辣，甚于烦劳之下。

天王补心丹。

邓 南濠

天之热气下，地之湿气上，人在气交之中，无隙可避，感而受者，名之曰暑。暑之为气，有湿有热，不问可知。其为患也，或疟或病，不一而足。所谓使天只有三时而无夏，则人之病也必稀，正为此等证而叹也，姑置勿论。此间寒热往来，少阳受暑也，少阳见证也。尔时所受之暑出入于胆经，乘势提之，近似有理，而不知其在气分者已从出时而达，在血分者反从入时而陷，所以疟疾止后，舌苔之黄色依然不改，小溲之浑浊亦未化清，甚至嘈烦易饥，饮食无味，精神委顿，不能复元。如此情形，已为累事。不意风从外束，邪自内蒸，变为发热不休，独在阳明之经，反不若少阳成疟，尚有歇时也。然疟已转病，一候不解，舌质颇红，干不多饮，头胀且蒙，胸闷不开，背后独疼，恶心唇燥，其势不轻。加以音烁不扬，四肢无力，岂非阳明血热无路可出，上熏于肺，肺热叶焦则生痿躄耶。病热有增无减，精气会夺者遇之，窃恐不胜其任，而有昏喘厥塞之虞，此乃余之过虑，非有意骇人也。《经》云：治痿独取阳明。即宗此旨，出一枇杷叶散法加减，应无不合。

枇杷叶　茅根　西洋参　厚朴　羚羊角　丹皮　地骨皮　知母　川郁金　橘红　川贝母

次诊

进前方音之不扬者已扬，肢之无力者亦已有力，所称肺热叶焦则生痿躄之状可以免矣。得之于心，应之于手，在医者本宜如此。第身热之象夜重日轻，首还如裹，背尚独疼，二便失调于下，口苦不和于上，恶心痞闷于中，三焦正病，暑气正多，所以脉形弦细不见缓和。用药最难着手。然河间论暑，每以三焦为训，观其三焦之邪孰轻孰重，则药即随之而进退。因思此间上下两焦见症轻于中焦，中焦痞闷恶心一减，则上下之见症亦可轻松。痞闷于内，恶心于外，最为现在所苦，速宜和解。当以泻心汤法参入枇杷叶散方中，以作结者开之之计，如能取效，庶免风波。

小川连　淡芩　西洋参　半曲　羚羊角　厚朴　川贝母　藿香　枇杷叶　青蒿　鲜茅根　干姜

取生谷芽、焦谷芽煎汤代水。

三诊

所言三焦见症，首如裹，背之疼，口舌之不和，二便之不调，以及胃脘之恶心哕逆，无一而非随药向安，岂非美事。然美中不足，独有身上之热，胸中之痞依然不改。因思痞者否也，否而不泰之谓也。无形之热，有质之湿，结而不开，变而为痞。苟非阳气得转，则清浊混淆，痞无虚日，热无退时，久病如此，能不虑起风波乎？就脉数芤细而论，邪留一半，正已大虚。虚则补之，邪则化之，斟酌于二者之间，出一半夏泻心汤，专开其痞。痞若得开，热亦可退，否则徒退其热而亦不能退也。

半夏泻心汤（去参）加薤白

王_{西汇}

营行脉中，卫行脉外，脉为血脉，血脉盛则营卫流行，血脉衰则营卫阻塞。流行者，通也，通则不痛。阻塞者，不通也，不通则痛。痛之为日已久，病必在络，不独气之为患可知。然则通其络，破其气以使营卫渐和，不至有窒碍之弊，岂非快事。而不知五脏内亏，气血不充，阴阳之道路久已难宣，急急补之，还恐精神不旺，气滞血凝而痛，焉能受得攻方。夫营即血，卫即气，气者肺所主也，其用在右。右胁部痛，肺之治节不出，相傅无权，必得培土生金，补火生土，则真火上腾，肺气自旺，旺则燥金当令，金不自病矣。

制香附　附子理中汤　归须　白芍　高良姜

取旋覆花、青葱、新绛、瓦楞子煎汤代水。

143

次诊

火土合德，肺金自旺，右胁部痛所以向安也。夫肺为五脏华盖，其用在右，隔一隔二以补其体，以使其用，体用兼全，痛固不作。但秋刑官也，肃杀令行，宜旺而不宜衰，宜通而不塞。肺若独虚，一交秋令，痛自除矣，何反秋深而更痛耶。细察病情，起于血后大补肺金，右胁便痛，显系肺络之中必有一点瘀血，阻其清肃，所以当旺而反不旺，当通而反不通，漫无止期，不独壮年时形寒饮冷伤肺而已。仍宜培补，佐以宣通，以使肺金日旺，瘀积消磨为要。

照原方如九香虫　陈皮　延胡索　薤白

三诊

胁部不疼，背脊生胀，两腿作酸，无一而非三阴之界也。三阴之阴气内旺，阳气必衰，衰则浊阴用事，为胀为酸，以昭火土不能合德，气息自短，脉形软弱，嗽痰少寐。浊阴之气已加阳位，无怪乎中下两焦自病矣。若非温通阳气，窃恐白露横江，宿疾复发。

附子理中　当归　白芍药　新会皮　金毛脊　薤白　九香虫　五加皮

四诊

温通后痛已不作，诸恙大愈，药之力耶？魔之退耶？姑置勿论。且论脉为血脉，五至为平，六至为数，三至为迟，诊得脉来四至，既不为数，亦难为迟，使以平脉断之，似未熨贴，何也？盖以未至太息不见五至者，亦属迟脉，迟则为寒，又属阳虚。若不以阳和之品，日进一日，还恐真火难生，浊阴窃发。

附子理中汤　河车　当归身　白芍　九香虫　鹿角霜　金毛脊　陈皮　五加皮

仍取肝着汤、瓦楞子煎汤代水。

144

五诊

脉已五至，气血之平也可知。平则营卫调和，阴阳和协，以免亢则为害之机，且有承则乃制之力焉。然皆药力之偏见长也。而不知久而久之，药力又增气火，火宜少不宜壮，壮火食气，少火生气耳。

干河车　当归　白芍药　於术　鹿角霜　杜仲　九香虫　陈皮　潞党参　麋茸　大茴香　炙草　菟丝饼

取肝着汤、瓦楞子汤煎代水。

六诊

风邪从阳而亲上，上之为言肺也。肺为五脏华盖，燥风往往先伤，咳逆不爽，所谓秋伤于燥，上逆为咳是也。然观其效逆之状，薄痰外出，咳则稍安，竟有嗽意，嗽属脾，咳则属肺，咳而兼嗽，肺风引动脾湿，不言而喻。

川桂枝　茯苓　炙甘草　於术　白杏仁　前胡　杜苏子　桑皮　金沸草　桔梗

七诊

风痰咳嗽已除大半，脘胁之旧痛复发，加以背胀腿酸。背为阳，腿为阴，阳部尚病，何况乎阴？前此肝胃两经未有不同患难也。究其由来，浊阴用事，阳气不宣。温养一法，宜继于辛散之后。

云茯苓　桂枝　野於术　炙草　金沸草　麦冬　鹿角霜　木瓜　金毛脊　当归

取肝着汤、瓦楞子煎汤代水。

十诊

营卫者，阴阳之道路也。营为阴，卫为阳，卫之为言护卫也，全在阳气以舒之。兹乃阳气久虚，护卫失职，凉风暴感，外从皮毛渐渐入于卫，以致形寒脉紧，苔白，背仍胀，腿仍酸，脘胁苦痛亦不肯罢。急须解表，以使凉风外达，不使郁久发热为要。

川桂枝　白芍　炙甘草　厚朴　白杏仁　葱白　缩砂仁　当归　瓦楞子　橘红

十一诊

营行脉中、卫行脉外，既得桂枝汤一调营卫，则脉之中外自得和谐，病有向安之处矣。然时病时安，还在正气之盛衰无定，所以新感之凉风，久积之阴寒，未能一时化尽。推其原，究属阳气内亏，不能敷布使然也。

川桂枝　白芍　炙甘草　防风　绵黄芪　当归　云茯苓　干姜　白杏仁　陈皮　瓦楞子

十二诊

鼻为肺窍，肺寒则鼻流清涕，肺热则流浊涕。兹乃清涕转浊，肺之所感风寒已经化热，表邪解矣。不过尚有余邪留落于鼻间而已，姑置勿论。就胁痛复作，作于霜降始寒，寒则气凝，凝则阳气郁，郁则营卫不通，不通则痛，良有以也。因思秋分一节，大剂温通，其痛本愈，何不复之。

鹿角霜　当归　白芍药　陈皮　炙甘草　干姜　云茯苓

十三诊

天降繁霜，归之燥政，金令大行矣。行则肝木受戕，气从内郁，血亦内凝。凝滞则疼，郁开则缓，所以痛无定所，总不外乎肝之部分，随气之开阖而盛衰也。现在手足心热，不比旧时苦冷，想是真阳暂通，肝气下郁。《经》云：木郁达之。逍遥一法，未始不可权行。

逍遥散

另：取白芥子、水红花子、葱白、麸皮四味炒热，熨之。

十四诊

逍遥之下，胁上之疼暂止一夜，今又移入下胁，且及中脘连及背胀，显系肝郁暂开，而其浊阴之气归并中宫。中宫之阳气前不能通，后不能运，所以脉反弦也。斩关直入，开通阳气，驱逐浊阴，非雄烈之品不足以有为。

制川附　於术　潞党参　干姜　九香虫　炙草　白芍药　当归　新会皮

另：獭肝五分，开水磨服。

王太仓

人身一小天地，大块噫气，其名为风，人身嗳气，亦即是风。风行于地，噫由于胃，胃即是地，地即是胃。胃土之病，总不外乎肝木所乘，肾气上逆，所谓雷风相搏者，其在斯乎？法当镇之。

旋覆代赭汤　四磨汤去枳实　左金丸　姜　枣

倪憩桥巷

湿之见于夏者，热湿也。热湿内蒸，邪从大便而泄，似为美事。而不知身中之元气即于泄泻而伤，伤则所蒸之邪又从内踞。大腹胀满，足附浮肿，小水短赤，饮食减少，神情困倦，脉象芤数，口舌干燥。病势有加无已，每易喘脱。进以桂苓甘露饮。

甘南翔

望得色萎肉削，闻得气怯言微，问得右乳肿痛，切得脉数弦急。就此四者而论，是脱营之症也，且脱营将成之兆也。夫脱营之候，载在《内经》，有其论，实未定其所。毓仁先生仅以耳之前后定其结肿，幸得张氏驳之，以为膺乳等部随处可生。所谓始如痰核，久则渐大如石是也。初起不肿不疼，似属相安无事，惟溃则血水一流，则不可问矣。然肿痛之象，其质已热，其色已红，颇有内溃之情。当此饮食减少，神情困倦，腰脊苦疼，口舌干燥，寤寐失常，少腹下坠，气火上炎，气血大亏，肝脾更病，窃恐不胜其任矣。本宜益气养营汤法，惟嫌腻滞不灵。姑以十味温胆汤加减。

细生地　茯神　酸枣仁　陈皮　台人参　黄芪　煅龙齿　川贝　石决明　霍斛　鲜竹茹

次诊

进前法寱言已寐，眼亦有神，即结肿之处红色减，热象颇缓，有病随药转之机，岂非美事。但脉之急者虽除，而弦数之象依然不改。弦主乎肝，亦主乎痰，数主乎肿，亦主乎火，痰火交煽，肝郁内结，所以坚硬加石，有似乳岩乳癖而实不同者，还未能开，加以食少腰疼，口燥，言之微，腹之坠，种种虚象，不一而足。正在营既内伤，症复外形之候。攻补两难，尚须养化以和之也。如能日渐向安，然后可以正方，庶乎近理。

中生地　茯神　酸枣仁　陈皮　川贝母　霍斛　台人参　归身　绵黄芪　龙齿　石决明　竹茹　芦根

吴唯亭

病经旬日，恶寒易热而起，本多头痛，现尚体疼，红疹虽发未能透达，少汗多烦，牙关紧闭，舌强发言，苔色灰白，唇干齿燥，胸闷脘痞，小便长，转矢气，曾经厥逆，至今气塞。诊得脉象皆数，右寸关部弦而且滑。此系燥风外感，引动伏暑，已经化火，且兼痰食中结，互相为患也。结而不开，往往津液暗伤，变为实在痉厥矣。速以凉膈法清其无形之邪火，导其有质之痰食，以使三焦通利为要。

凉膈汤　川郁金

李西街

胃为多血之乡，和则降，逆则升。有升无降，热气载血上行，吐而不止，其色带紫，且有浊痰夹杂其中。宜治胃也无疑。但虚寒之体过服热药而来者，不能纯用清法。宗吐血不止例治。

侧柏叶　炮姜　马通　生地　归身　炭　阿胶　淡芩　绵黄芪　白绵纸灰　黄连　炙草　降香汁

取苡仁一两，煎汤代水。

次诊

进仲景法，紫血已除，热渴自减，无如痰中带血，胃必不和。究其血色已淡，责在乎虚，虚则脾失所统，肝失所藏，血从上脱，火逆气升，尚须前法加减。

原方加鸡子黄　淮小麦　去淡芩

钟湖州

肺为娇脏，不耐邪侵，一伤于悲哀，二伤于发散，从此相傅无权，清肃失职，木寡于畏，怒则为哮，毛窍常开，寒则亦发。当发之时，肺金本贮之痰，脾家所生之痰，无不上归于窍，呀呷有声，卧难着枕，如是者数数矣。现在不发之时，脉静而细弦。元阳不足，非补不可，非温亦不可。

紫苑茸　桑皮　五味子　白术　大熟地　炙草　潞党参　陈皮　绵黄芪　防风　银杏肉　半夏　云茯苓　当归

杨憩岩

中虚湿热生痰生饮，为咳为嗽，甚至为喘。喘出于肺，关于肾，肺病及肾，水失金之母也。如此日虚一日，而所患之湿热郁蒸于内，化热伤阴，溺黄口干，味苦苔白，脘痞头昏，耳闭，小有寒热等证继之于后，更觉无力以消，所以右脉虽空，其形弦大且数，左部虽沉，反见弦急不静。从肺肾立法，本属堂堂正正，无如湿热反蒸何？

甘露饮去草　水泛资生丸

取炒香花生果肉，煎汤代水。

复诊

寒热一除，精神有半日之爽。未几，复蹈则辙。是湿邪尚盛为热，热又蒸湿，蒙其清窍。将前方减其补者，重乎清降。

大生地　麦冬　半夏　茵陈　西洋参　川斛　枳壳　苏子　枇杷叶　桑皮　通草　竹沥

徐枫桥

咳嗽于前，风也。痛痹于后，湿也。风湿一病于外，伏暑内动于中，以致寒热如疟，八日不退。诊得右脉弦中带数，左部虽数，偏见濡象。数之一脉，诚属暑气所形，而弦且濡者，又属风少湿多。因思汗出已多，暑之不能速化者，原被暑气所遏，难以因风而达。然则面色黄滞，舌苔满白，小溲短赤，从未发渴，岂非热处湿中之谓乎？若就暑邪透达，非先化去其湿则不能也。然迟之又久，往往暑不外达，反从内走，增出一番险症，不可不防。盖以邪无中立，不出则进耳。

赤苓　茅术　制厚朴　滑石　炙草　丹皮　草果仁　陈皮　杏仁　桑叶　淡干姜

次诊

面之滞色已开，湿邪有暗化之机矣，是以右脉弦象稍缓，左之濡象略弦。脉之转移，病之化动，自然相应。惟数象仍然，寒热稍轻，舌苔渐薄，小溲亦不为短，明系暑气尚留，湿还内胜，无他，暑必夹湿，湿去则暑亦自消。若非此理，古人之消暑在消其湿，何以言之？宗消暑法，参入苓术汤中，以使再减。然体质素亏，不得不以一甘一寒之法佐之。

酽炒半夏　赤苓　甘草　橘红　淡干姜　杏仁　藿香　滑石　草果仁　桑叶　川朴　茅术

三诊

湿从温燥而减，病情已缓。然湿为黏腻之邪，最难骤愈，无怪乎暑气还郁，小有寒热，如疟而作，舌苔虽薄，口尚不渴，面滞虽开，其色未亮，加以小溲不利，肢体不松，脉弦带滞，所谓脾为湿所浸淫而重滞，其在斯乎？转以缩脾饮，佐以五苓散。

草果仁　砂仁　桂枝　赤苓　醋炒半夏　猪苓　茅术　葛根　建泽泻　扁豆

四诊

湿衰大半，是以诸恙轻减。所嫌但热不寒，一日两度，有似瘅疟，而并不烦呕发渴，脉弦带滞。无他，暑湿之邪尚留脾部，兼涉少阳，所以白苔之外，咽干带苦，每见于清晨也。古语云：舍助阳别无驱湿之法。又云：治湿不利小便，非其治也。宗此两条，而出一清脾饮，仍佐五苓散。以使脾阳渐运，邪从小便而出，不再入于少阳，恰合现在病机。

清脾饮用穹术　五苓散

五诊

白苔化为黄色，湿邪退矣，暑犹在也。暑之所在，布于三焦，脉来濡数，今口知干，小便未利，胸次或痞，发热两度。正须透达之时，法宜提化。但苔有剥处，阴被暑伤，际此秋气平分，虽难滋补，亦不可不顾其阴。

青蒿　丹皮　滑石　甘草　茯苓　泽泻　淡芩　橘红　萆薢　薏仁　谷芽

六诊

诊得脉数，热者热也，内由暑邪所化也。暑必夹湿，起于伤风，是以午后发热，夜半而衰。尚有如疟之状，中土之邪究涉少阳，近来之口苦咽干，实出于此。至于疹块外发，风之余气亦属透达，所嫌大便溏热，腹中隐痛，肠间不无暑滞，舌苔剥落，阴分已

亏。当以虚中留实之时，治宜扶正化邪，而出一小柴胡汤加减。柴胡　淡芩　制半夏　甘草　青皮　防风　天花粉　茯苓

七诊

大汗之下，身热竟退，暑邪解矣。解则余邪未尽，阴气必伤，自然午后微热，尚加疟状。舌苔之剥落，小便之浑浊，饮食之少进，未尝不为此也。脉来濡中带数。正宜清养兼施，以冀渐入佳境。

鲜荷叶　粳米　云茯苓　炙草　西洋参　丹皮　白芍药　川斛　地骨皮　陈皮

八诊

病日经久，暑必化燥，秋分以后，天时之燥，身中一水不能胜此两燥，阴分更亏。

此舌苔剥落，身体如热之所以未和也。法当养阴，佐以泄热。

细生地　天冬　石斛　丹皮　西洋参　骨皮　鲜湖藕　麦仁　白芍药　茵陈

九诊

燥已化，阴亦生，病经向愈矣。所嫌小水浑浊，阴头发痒，饮食少运，酸水曾溢。想是脾胃内亏，下陷之湿热还未尽净也。主以和养，兼理余邪。

生冬术　茯神　广陈皮　半曲　川草薢　乌药　西洋参　食盐　益智仁

十诊

病退转虚，所以营卫分争之下，汗出过多，心悸神疲，脉左更弱少情，加以水液浑浊，虽属膀胱腑病，而少阴肾经亦未必不亏也。急须封固，以免后患。

三才封髓　五味子　麦冬　龙骨　牡蛎

十一诊

左脉有神，汗出亦少，宜补可知。据述小溲已畅，其色浑浊，或有如胶。因思膀胱余邪，每易延及肾经。封固元气之内，寓以大补其阴。

三才封髓　大补阴去猪脊髓　龙骨　牡蛎　云茯苓

十二诊

虚波已定，所嫌小溲浑浊，饮食过多，左脉细，右带数。责在肾阴不足，其火有余，加以膀胱府热留湿所化也。主以补阴，兼清其火。

固本　三才封髓　大补阴

十三诊

尝闻中气不足，溲便为之变。变者，变其清白之常，化出浑浊之水也。湿病后中气必虚，虚则气陷，下焦湿热随之渗入膀胱，与肾相为表里之府，久而久之，窃恐虚及藏里。须以守中法砥柱中流。

归脾去龙眼　大生地　天冬　陈皮

十四诊

病愈后先便后血，名曰远血。良由心生之血，内被湿热之热气所逼，以致肝失所藏，脾失所统，下注阴络而泄也。现在腹中隐痛，未免瘀热未清。际此霜降始寒，可以加味归脾之外，合入以黑止红之法，分头治之。

黑归脾　丹皮　黑栀　槐花炭

评选继志堂医案

柳 序

下《继志堂医案》两卷，曹仁伯先生所著也。先生讳存心，字仁伯，别号乐山，系常熟之福山人。幼时读书颖悟，长老咸目为令器。顾以家道不丰，一衿不足裕衣食，遂谋习医。从薛性天先生游，薛故郡中名宿，得先生剧赏之。谓将来光吾道者，必曹生也。先生居薛所十年，帏灯烨掌，上自《灵》《素》，下逮薛、喻诸家，无不研求贯串，乃出应病者之求，辄奏奇效。先生尝言，医者存心，须视天下无不可治之病，其不治者，皆我心之未尽耳。故其临病人也，研精覃思，直以一心贯乎病者之食息起居，而曲折无不周至，每有剧病，他人所弃而不治者，先生独能运以精思，而以数剂愈之。古人谓生死肉骨，先生诚有之焉。先生又言，每遇病机丛杂，治此碍彼，他人莫能措手者，必细意研求，或于一方中变化而损益之，或合数方为一方而融贯之，思之思之，鬼神通之，苦心所到，必有一恰合之方，投之而辄效者，以是知医者之于病，稍涉危疑，即目为不治而去之者，其不尽心之过为不少也。嗟乎！先生之言如此，即先生居心之笃厚，与艺事之精能，盖皆即是而可见矣。先生所著，有《琉球百问》《继志堂语录》《过庭录》《延陵弟子纪略》诸书。经先生之孙博泉、玉年裒集镂行，杨太常滨石序之。先生之行谊，备详于许君廷诰所撰家传中。先生以医名著，继叶、薛诸公而起，德被吴中，名驰海外，至今人能道之。特其所著医案，于《过庭录》《延陵弟子纪略》外，未有传本。今年夏，偶于友人处，得见其门弟子所录存者，惜中多阙误，因假归钞录，为之次第整理，删其繁乱，撷其精粹，间或赘以评语，以发明其用意之所在。钞成上下两卷。俾后人读之，犹可想见其诊病时危坐构思，旁若无人之概云。

光绪二十六年庚子八月江阴柳宝诒识

翁同龢跋

同龢按：道光五年，吾母许太夫人以欧血谒曹先生于吴门。先生切脉曰：夫人得无从高坠下乎？曰：然。又曰：得无引重努力乎？曰：然。是时，吾母奉亲过岭。先生量药一裹。偻指计程曰：行至赣江愈矣。已而果然。昔母家居，尝左抱儿，右挈浆，下楼，颠，自初桄至不尽一级止。腰膂伤矣，而儿无恙。此欧血之因也。同龢熟闻此事，因谨识于后。

光绪三十年四月廿又一日

同穌按道光五年吾母許太夫人以
歐血謂曹先生於吳門先生切
曰夫人得無從高隆下乎曰然
又曰得無別重努力乎曰然是
時吾母奉親過嶺先生量藥一
裳僂指計程曰行至贛江愈矣
已而果然簹母家居常在抱兒
右挈漿下樓顧自初桄至不盡
一級止眥臍傷矣而兒無恙此
歐血之固也同穌颣闻此事回謹
識於後
光緒三十年四月艾一日

翁同穌跋《评选继志堂医案》墨迹书影

目 录

上 卷

内伤杂病门

心营与肾水交亏，肝气挟肝阳上逆。胸中气塞，口内常干，手震舌掉，心烦不寐，即有寐时，神魂游荡，自觉身非己有。甚至便溏纳少，脾胃亦衰。脉形细小无神，而有歇止之象。逐证施治，似乎应接不暇。因思精神魂魄，必令各安其所，庶得生机勃勃。否则悠悠忽忽，恐难卜其旋元吉。拟许学士真珠母丸法。

石决明盐水煅，一两　人参一钱　归身钱半　犀角五分　龙齿三钱　茯神三钱　生地四钱　麦冬二钱　枣仁二钱　炙草三分　淮药三钱　沉香磨冲，三分

另：珠粉四分，先服。

诒按：此方于肝气一层，嫌少理会。愚意去山药、甘草，加木香、陈皮。则胸中之气塞亦平矣。

又接服方

生地　白芍　人参　丹皮　橘红　茯神　枣仁　石决明　龙齿　秫米　佛手

再诊　脉之歇止向和，便之溏泄不作，气塞稍平，手震亦定。但寤多寐少，内藏之魂魄未安，胸痞脘闷，上壅之浊痰未降。容将通阳镇逆法，参入前方，冀相与有成耳。

真知母丸柏子仁　茯神　犀角　龙齿　沉香　真珠母　熟地　当归　人参　枣仁去柏子仁　当归　加旋覆花一钱五分　代赭石三钱　陈皮七分　冬术七钱　炙草五分　白芍二钱　麦冬三钱

甘澜水煎，竹沥一两冲服。

诒按： 案云通阳镇逆。方中用旋、赭镇逆，而术、芍、麦、草，则未可谓之通阳也。

三诊　夜半得寐，心肾已交，肺魄肝魂，自能各安其藏。无如心易烦动，神反疲乏，气犹短促，胸还痞闷，脉仍细小，两足不安。脉虚证虚，是谓重虚，而兼有湿痰从之为患，夫痰即有形之火，火即无形之痰也。法当固本为主，消痰佐之。

人参固本丸　加龟板五钱炙　茯神三钱　枣仁二钱　白芍三钱　淮麦三钱　陈皮一钱　旋覆花一钱五分　柏子仁一钱五分，去油　冬术钱半

另：珠粉二分，竹油二十匙，鸡子黄一枚和服。

诒按： 于痰病重投冬、地，得无嫌其滋腻否？

四诊　风火痰三者之有余，留滞肝经，以致卧血归肝，魂不能与之俱归，筋惕肉瞤而醒。前次气短等证，莫不因此。而又起于有年病后，气血两亏，何堪磨耐。所治之方，不出许学士法加减。现在脉息细小带弦，虽无止歇之形，尚有不静之意。究属难免风波，未可以能食为足恃也。

石决明盐水煅，三钱　麦冬二钱　犀角五分　柏子仁三钱　龙齿三钱　枣仁盐水炒，三钱　归身七分　大熟地浮石粉拌炒，六钱　羚羊角一钱　冬术一钱五分　白芍三钱　陈皮一钱　人参二钱　茯神三钱　银花一钱　薄荷五分

另：金箔二张，竹沥一两，真珠粉三分，姜汁一匙冲服。

诒按： 方中用银花、薄荷两味，不识其意何居？

五诊　前夜熟睡，昨又变为少寐，寐之时适在子时以后。肝胆两经，尚有余邪可知。更兼痰火阻气，时逆时平，其气逆时，必面赤心悸，甚则肉瞤筋惕，烦热不安，脉亦随之变异。所谓心火一动，相火随之是也。调治之外，必须静养，俾心火凝然不动，方可渐入

坦途。

人参 丹参 麦冬 元参各二钱 旋覆花 冬术各一钱五分 橘红一钱 小麦五钱 枣仁川连煎汁拌炒 茯神 川贝各三钱 炙草四分 枇杷叶 竹茹各三钱 珠粉冲，三分

诒按：相火属少阳，即胆火也。方中川连、竹茹，恰合病机。

六诊 所患小恙，无一不除。盖以清之，化之，补之，养之，无微不至，而得此小效耳。所嫌者，寐非其时，寤非其时。心阳太旺，神气外驰。是卫气独行于阳，阳蹻脉满，满则不入于阴，阴分之虚明矣。将滋阴之品，参入前方。未识能弋获否？

前方加大生地五钱 陈胆星五分

另：真珠母丸、朱砂安神丸各五十粒。

诒按：此证不寐，乃肝胆有痰火所致。案中引《内经》阳蹻脉满之文，本属强为牵合，至以《经》言阴虚，指为阴血之虚，尤非《经》文本旨。

七诊 人可以参天地之干者，莫贵于眠食如常。今食能知味，眠则未安。昨夜忽寐忽醒，醒则不爽，寐则不安。以昭卫气不得入于阴，独留行于阳之意。按：案语牵合支离，总由误认经文阴字，故说来总不入理。是阳蹻脉满，营血不能充足，肌肉不能润泽。苟非阳生阴长，阴足恋阳，何以渐入佳境。然营中之血，既不生之于心，乌能藏之于肝，统之于脾。而欲借草木之无情，俾血肉之有情者，以生以长，谈何容易。况当此痰火易烦，得食暂安，以及虚风内动，筋惕肉瞤，支体牵摇，大便难通之候，更难为力矣。急宜加意调理。

前方去元参 旋覆 珠粉 丹参 加黄芪一钱 远志三分 归身一钱 半夏一钱五分，猪胆汁炒 木香三分 圆眼肉三枚

另：真珠母丸四十粒，朱砂安神丸三十粒。

诒按：黄芪与此证不甚相合。猪胆汁炒半夏，思路新颖。

165

八诊　彻夜好眠，神魂已定，是佳兆也。但脉形细小而兼滑数。数为有火，滑为有痰，细属阴虚，小属气弱。虚弱之中，兼有痰火。有时面红，有时咳嗽，有时气痞而短，有时烦热不安，更兼大便燥而小便短，筋惕肉瞤，支体动摇，神情困倦，语言无力等证，均未平复。还宜谨慎小心。

前方加柏子仁三钱

另：朱砂安神丸三十粒，真珠母丸四十粒。

诒按：此好眠是痰蒙所致，未必定是佳兆。

九诊　脏之为言，藏也。心之神，肝之魂，肺之魄，脾之意，肾之志，无不各得其藏，五脏和矣。即有不和，因藏真不足，盖有待也。而与脏相表里者为府，府以通为补。与脏之以塞为补者有间。因思胃主下行，肠主津液，津液不充，下行失令，故大便燥结而难通。此际不以滋养营阴，俾得施润泽，非计也。目前之治如此，将来或痰，或火，或感，或伤，偶有违和，事难逆料，断无预定之理，随时斟酌为嘱。

麻仁　郁李仁　柏子仁　松子仁各三钱　桃仁七分　陈皮　人参　苏子各二钱

另：朝服膏滋药，晚服丸药。

原注：此王江泾王姓病也。是人素有肝火上升之病，想热病之后，必有余邪余火，留于肝胆，乘虚窃发，气塞而不能卧起者，中有实痰，加于短气不足以息之体，神魂摇荡，身非己有，虚之甚矣。用真珠母丸法。先以犀角治实火，参、地补气血，俾相火得清而奠安。第二方，即参入陈皮、竹油、赭石、旋覆花，挟补挟化。第三方，人参固本入龟板、芪、芍、鸡黄。第四方，加入羚羊、银花，清药与补药，俱加倍用之。第五、六方，竟是十味温胆，吃重痰火一层。用药心细手和，既沉着，亦灵敏，洵可法可师之作。

阳络重伤，咳无虚日，而于五更为甚。口干盗汗，溺赤便溏，脉数而身热，欲成损证也。咽中已痛，虑其加喘生变。权以清热存阴。

黄芩汤合猪肤汤加牡蛎

再诊　所见病情，与前无异。喜食藕汁，咽中干痛稍轻，大便溏泄更甚。虽属肺热下移于大肠，而实则中气已虚，失其所守也。

六味丸　加牡蛎　川贝　元参　淡芩

诒按： 大便溏泄，虚证中所最忌者。此证始终大便不坚，故再三反复，终不复元也。

三诊　溏泄已止，咳嗽未除，咽痛盗汗，脉数。肺经尚有热邪。

补肺阿胶散　加白芍　生地　淡芩　元参　山药

四诊　便泄稀，身热轻，咽喉干痛亦渐向愈，而咳嗽腹鸣，神疲纳少，脉小带数。想是风热递减，气阴两亏，而脾中之湿，又从而和之为患。补三阴，通三阳之外，更以崇土化湿佐之。

六味丸　加牡蛎　淡芩　於术　防风　陈皮　炙草

诒按： 阴虚而挟脾湿，阳虚而挟肺火，邪实正虚，彼此相碍。凡治此等证，总须权其轻重缓急，又须心灵手敏，方能奏效。若稍涉呆滞，则效未见而弊先滋。如此证屡用六味，虽于证情亦合，究嫌落笔太重，少灵动之机括也。

五诊　气阴得补渐和。不意又有燥风外感，袭入湿痰之中，微有寒热，咽痛咳嗽不止。权以清养法。

六味丸去萸　加桑叶　杏仁　陈皮　川贝　炙草

六诊　发热恶风，汗多，是属伤风之象。但伤于壮者，气行则已；伤于怯者，难免不着而为患也。大为棘手。

六味丸合玉屏风散　加桑叶　元参　川贝　橘红　甘草

七诊　多汗恶风之象渐轻，新风解矣。而咳嗽咽痛，大便溏，饮食少。仍是脾肺肾三脏皆虚之候，幸未气喘。

玉竹饮子陈皮　川贝　紫菀　姜　玉竹　茯苓　甘草　桔梗　合猪肤汤玉屏风散加麦冬　山药

八诊　脾虚则便溏，肺虚则咳嗽，肾虚则虚火上炎，咽喉干痛，脉弱无力，元气伤矣。急宜补气育阴。

人参　二冬　二地　黄芪　陈皮　阿胶　杏仁　百合　甘草

诒按：此方究非便溏所宜。

九诊　精生于谷，肾之精气，皆赖谷食以生之，而谷食之化，又赖脾土以运之。今便溏纳少，脾失运矣，急宜补脾为要。

都气丸合四君子汤　百花膏

另：八仙长寿丸，参汤下。

诒按：此方亦嫌少灵活之致。

又按：此证前后方案九则，议论颇有精当处，惟用药未能面面照顾。总缘阴虚而兼便溏，彼此相碍，难于安置妥帖也。

先生之病，素禀湿热，又挟阴虚之病也。湿者何？地之气也；热者何？天之气也。天地郁蒸，湿热生焉。湿热禀于先天者，与元气混为一家，较之内伤外感之湿热，属在后天者，岂可同日语哉！设使薄滋味，远房帏，不过生疡出血而已。乃从事膏粱，更多嗜欲，斯湿热外增，阴精内耗，藏府营卫，但有春夏之发，而无秋冬之藏。无怪乎风火相煽，而耳为之苦鸣也。当斯时也，静以养之，犹可相安无事。何又喜功生事，火上添油。致陡然头晕面赤。其一派炎炎之势，盖无非肝经之火，督脉之阳，上冒而为患。近闻用引火归原之法，以为甘温能除大热。嗟乎！未闻道也。夫甘温除大热者，良以下极阴寒，真阳上越，引其火，归其原，则坎离交媾，太极自安。若阴虚湿热蒸动于上者，投以清滋，尚难对待。况敢以火

168

济火，明犯一误再误之戒乎。逮后清已有法，滋亦频投，饮食能增，身体能胖，而坐立独不能久者，明是外盛中空，下虚上实，用药殊难。尝见东垣之清燥汤，丹溪之虎潜丸，润燥兼施，刚柔并进，张氏每赞此两方，谓必互用，始克有济。何故而不宗此耶！然犹有进于此者，治病必资药力，而所以载行药力者，胃气也。胃中湿热熏蒸，致吐血痰嗽，鼻塞噫气，二便失调，所谓九窍不和，都属胃病也。然则欲安内藏，先清外府，又为第一要着矣。至秋末冬初病甚者，十月坤卦纯阴，天已静矣，而湿热反动，肾欲藏矣，而湿热仍露，能勿令病之加剧乎。附方谨复。

青盐四两　甘草八两　荸荠一斤　海蜇二斤　萆薢一两　饴糖八两　刺猬皮一两五钱　霞天胶一两五钱　十大功劳叶一斤　橘叶五两

共为末。竹沥和水泛丸。每朝四钱。服完后，合虎潜丸全料，同合常服。按：方中海蜇、荸荠、饴糖不能作丸。此必有误。愚意用东垣清燥汤方，合青盐以下数味为末，而用荸荠、海蜇煮汁，和饴糖、竹沥泛丸乃合。

原注：起手提清湿热之病，阴虚之体，发明先天素禀湿热之故。第二段一折，折出嗜欲膏粱，因此更加阴虚。第三段再折，折出动火伤阴。第四段，直辟用热之谬。下乃归到治病先治胃。通篇说理既精，笔力遒老，饶有古文笔意。

诒按：推论病原，指陈治法，言言切实，绝无模糊影响之谈。最后推出先清胃府一层，尤为洞中窾要，深合机宜。凡治阴虚湿热者，于此可悟出法门矣。

身热、手心热，少力神倦，溏利脉濡。此脾阳下陷，阴火上乘，甘温能除大热，正为此等证设也。

补中益气汤　加鳖甲

诒按：此脾虚内热证也。用东垣法最合。

劳倦而招风湿。右脉濡小，左脉浮弦，舌苔薄白，溺赤便溏，肢体酸楚，神倦嗜卧，少纳口干。

升阳益胃汤独参　防术　柴芪　连草　芍夏　姜陈　枣苓　羌泽　加川朴　青皮

诒按：此与前证略同，故用药亦相似。

胃虚则纳食无味，脾虚则运化无常。

六君子汤合治中汤　加熟地　益智仁　杭米

诒按：脾喜温升，宜香燥。胃喜清降，宜柔润。脾阳健则能运；胃阴充则能纳。凡脾胃同治者，用药须识此意。愚意去熟地，加石斛，似与胃虚者更宜。

五脏六腑，皆有营卫，营卫不调，则寒热分争。此病分争之后，肌肉暗消。因思脾主肌肉，肌肉暗消，正所以昭脾之营卫虚也。无怪乎脘痞纳少，力乏嗜卧，脉形软弱，有种种脾虚见象。于法当健脾为主。而八八已过之年，阳气必衰。又宜兼壮元阳。使火土合德，尤为要务。

乌龙丸合香砂六君丸　加首乌　当归

心脉宜大者，反小。肾脉宜沉者，反浮。浮则为伤，小则为虚。想是读书攻苦，心肾不交，失其封藏之职。夫心肾，即婴儿、姹女，欲其交者，须得黄婆为之媒合。黄属中央，脾土所主。舍补中宫之外，皆属徒然。

归脾汤

诒按：借丹诀以谈医理，原一贯也。此案说理颇精，惜未能指列病状。

昼为阳，阳旺应不恶寒。夜为阴，阴旺应不发热。兹乃日间恶寒，夜间发热，何以阴阳相反若是耶？此无他，阳虚则恶寒于日；阴虚则发热于夜。阴阳之正气既虚，所有疟后余邪，无处不可为患。足为之浮，腹为之满，溺为之短，一饮一食，脾为之不运，生饮生痰，肺为之咳嗽，脉从内变，而为细弦，夫形瘦、色黄、舌白。阳分比阴分更亏，极易致喘。

桂枝加厚朴杏仁汤　加附子　干姜　冬术　半夏　橘红

原注：案则一线穿成，药则理中去参，以理其本，桂枝以和其标，二陈、朴、杏以化其邪，乃丝丝入扣之方。

脾为阴土，胃为阳土，阳土病则见呕恶；阴土病则见泄泻。二者互相为患，此平则彼发，令人应接不暇。现在呕止而泄，似脾病而胃不病。不知脾胃属土，木必乘之。不乘胃土而呕，必乘脾土而泄。治病必求其本，本在木。当先平木，必使阳土阴土皆不受所乘，方为正治。

理中汤　乌梅丸　吴仙散吴萸　茯苓　加白芍

诒按：推究病机，既能融会贯彻，斟酌治法，自然入彀。

舌乃心之苗。舌上之苔，剥落不生者久矣。是心阴不足，心阳有余也。

黄连阿胶汤去芩　加大生地

诒按：胃阴枯涸者，每有此病。心阴不足之说，亦可备一法也。

中风门

类中之余，足不任身，手难举物，尺脉无力。阴阳并弱。拟用河间地黄饮子法。

熟地　苁蓉　川附　牛膝　石斛　远志　巴戟　甘菊

再诊　手之举动稍和，足之步履如日。盖缘阳气难于充足耳。

六君子汤　加熟地　巴戟　白芍　川附　虎骨

又膏方

归芍六君子丸　加虎骨　巴戟　菟丝　苁蓉　首乌　杜仲　萆薢

三诊　足部有力，步履不艰。补方得力可知，仍以前法。

地黄饮子菖 苓 远 薄 味 附 桂 地 巴 苁 萸 麦 斛去麦 味　菖　合异功散　加当归　芍药　蝎尾　竹油

诒按：此病之由乎虚者，故用药专以补养收功。从前并未用疏风化痰之药，案中亦无见证，至末方，诸恙就痊，而忽加蝎尾、竹油二味，想必另有风痰见证也。

怒则气上，痰即随之。陡然语言蹇涩，口角流涎，月余不愈。所谓中痰中气也。然痰气为标，阳虚为本，所以脉息迟弦，小水甚多，肢麻无力。法宜扶阳为主，运中化痰佐之。

六君子汤　加川附　白芍　麦冬　竹油　蝎稍

诒按：立方虚实兼到，所谓看似寻常最奇特也。勿以平易忽之。

左肢痿而不用，口歪流涎，舌苔起腻，便溏溺少，脉形弦迟。以中虚湿胜之体，易于生痰动风，内风既动，未有不招外风者也。

牵正散白附 蝎梢　合二陈汤　加川附　桂枝　白芍　制蚕

再诊　肢体稍和，流涎略减。仍以前方增减。

前方去芍　加首乌　川断　竹油

诒按：方案均切实不浮。

痿痹门

膝骨日大，上下渐形细小，是鹤膝风证。乃风寒湿三气，合而为痹，病之最重者也。三气既痹，又挟肺金之痰以痹肘。所谓肺有邪，其气留于两肘。肘之痹，偏于左，属血属阴，阴血久亏。无怪乎腰脊突出，接踵而来。至于咳嗽，鼻流清涕，小水色黄，肌肉暗削，行步无力，脉形细小，左关独见弦数。是日久正虚，风寒湿三气，渐见化热之象。拟用痹门羚羊角散加减。

羚羊角　归身　白芍　杏仁　羌活　知母　桂枝　薏米　秦艽　制蚕　茯苓　竹沥　桑枝

诒按：由膝而肘而脊，病情渐引渐深，方中于肘膝之邪，已能兼治，于脊突一层，似未能兼顾及之。拟再加鹿角霜，川怀牛膝等味。

素患鼻衄，入夏又发，下体酸软无力，咳嗽口干，溺黄肤热。想是鼻衄屡发，上焦阴液久耗。而胃中湿热之邪，熏蒸于肺，肺热叶焦，则生痿躄也。

清燥汤 连 猪 茯 麦 味 苍 柏 泻 参 芪 草 术 归 橘 柴 升 羌去术　升　柴　加白芍　茅花　枇杷叶

诒按：此证自当滋清营液为主。东垣清燥汤，立法未纯。前人颇有议之者，用者当审之。案语阐发病情，极其熨帖。

人年四十，阴气自半。从古至今如是。惟尊体独异者，盖以湿热素多，阳事早痿耳。近又患臂痛之证，此非医书所载之夜卧臂在被外，招风而痛。乃因久卧竹榻，寒凉之气，渐入筋骨。较之被外感寒，偶伤经络者，更进一层。所以阳气不宣，屈伸不利，痛无虚日，喜热恶寒。仲景云：一臂不举为痹。载在《中风门》中。实非真中，而为类中之机，岂容忽视。现在治法，首重补阳兼养阴血，寓之以祛寒，加之以化痰，再通其经络，而一方中之制度，自有君臣佐使也。

熟地八两　当归四两　白芍二两　虎掌一对　阿胶三两　半夏四两　橘红二两　枳壳二两　沉香五钱　党参四两　於术四两　茯苓八两　熟附一两　炙草一两　风化硝一两　桂枝一两　羌活一两　绵芪二

两 姜黄一两 海桐皮一两

共为末。用竹沥、姜汁和蜜水泛丸。

诒按：立方清切周到，可法可师。

神志门

神识不清，自言自语，起坐无常，寤寐失度，脉形小滑，舌苔白腻。此痰热内郁心包，无路可出，而作心风也。久久归入癫痫，毋忽。

导痰汤梅 橘 姜 草 苓 夏 枳 星加菖蒲 远志

另：白金丸。

诒按：病情已属癫证，再加犀角、龙、牡等清镇之品，似更得力。

阳明之脉，环于唇。唇起红筋，即发牵动而厥，厥醒吐沫，咳血鼻衄，二便失调，脉弦滑数。显系胃有积热，动血生痰，又被肝火所冲激。乃痫证之根，毋忽。

六味丸 加川贝 石决明

另：虎睛丸犀角一两，黑栀一两，远志五钱，虎睛一对，制军一两，蜜丸。每服二十一粒。

诒按：既曰胃有积热，似非六味所能胜任。且方中如萸肉之酸温，亦宜避去。

又按：积热者，蓄积之热也。与积滞之积不同。虎睛丸中大黄、黑栀，即为泄热而设。

痫证之因，未有不由乎龙雷之火上升。此则更有湿热之痰，从而和之为患。

174

六味丸　加龙齿　石决明　橘红　黑栀　川贝　川连　竹茹

诒按：连读痫证数案，皆以六味丸为主。查六味为通补三阴之方。先生习于《内经》重阴者癫一语，谓痫证必挟龙雷之火。而以滋水柔木为主，故用药如此。其实痫症有因于胎惊者，有因于先天阴虚者，亦有因于惊痰内扰者。当随所因而治之。初非可执一端以论也。

惊则气乱，神出舍空，痰涎袭入。此心悸形呆，善忘不语，所由来也。至月事不至，血从内并，用药亦须兼及。

茯苓　香附　沉香　半夏　橘红　远志　胆星　牛膝

另：惊气丸白附　麻黄　天麻　橘红　南星　苏子　白花蛇　蝎　蚕　脑麝　辰砂

诒按：拟加丹参、琥珀、归须等，兼顾血分，乃与案语相合。

心悸，初从惊恐得之，后来习以为常，经年不愈。手振舌糙，脉苁带滑，不耐烦劳。此系心血本虚，痰涎袭入也。

人参　元参　丹参　枣仁　天冬　麦冬　菖蒲　茯苓　茯神　当归　远志　五味　桔梗　半夏　生地　橘红　枳壳　柏仁　炙草　竹茹

原注：此天王补心丹合十味温胆法也。心血本亏，补心丹主之；痰涎袭入，十味温胆汤主之。

湿热生痰，留于手足少阳之府，累及心包。心惊胆怯，性急善忘，多虑多思，舌苔浊腻带黄，胸脘内热。清化为宜。

黄连温胆汤　加洋参　枇杷叶

原注：舌苔浊腻带黄，加入黄连一味，苦燥化湿。再加洋参补阴，枇杷叶清肺。想是火旺之体，肺液必亏，且以救二陈之过燥也。

神蒙善忘，包络之病为多。然左寸脉息上浮，关部独带弦数，右寸与关，小而带弦。白苔满布，大便久溏，肢体无力，倦怠嗜卧。脾经之湿痰，被肝火所冲激，累及心包也。

藿梗　党参　於术　半夏　陈皮　香附　砂仁　木香　沉香　远志　枳壳　葛根　菖蒲　竹油

诒按：此必兼有胀满之候，故方中多香燥和脾之品。用葛根、藿梗，乃兼清暑湿之意。

再诊　痰因湿酿，湿自脾生。脾若健运，则无湿以生痰，所患善忘等证，自可化为乌有。然则健脾一法，在所必需矣。

香砂六君子汤　加沙苑　远志　谷芽

原注：苔白便溏，乏力嗜卧，皆脾倦见证，故用健脾化湿法。

痰火门

胃为贮痰之器，上逆心包，轻则胸闷，重则神蒙。

导痰汤合温胆汤

另：白金丸。

诒按：此治痰蒙之正法也。在此证，尚属轻剂。

曾经失血。现在内热吐痰，夜来大魇，脉象滑数。阴虚挟痰所致。

十味温胆汤　加麦冬　归身

诒按：阴虚挟痰之证，用药最难恰好。十味温胆汤，即温胆汤去竹茹，加参、地、枣仁、远志、五味。治寒涎沃胆，胆寒肝热，心悸不寐。

痰饮门

积饮成囊。

平陈汤

另丸方：茅术一斤　芝麻半斤　枣肉丸。如便血，山栀汤下。

诒按： 此病不易除根。煎、丸两方，极为熨帖。特未识能奏肤功否。

鼻血遗精，肺肾俱病。寒热盗汗，营卫并伤。必须大补为是。无如脉息细弦，舌苔满布，二便失调，饮食不舒。脾家又有湿痰为患。先宜化湿健脾，再商补剂。

枳砂二陈汤　加乌梅　生姜

诒按： 方中乌梅一味，似不入格。查《医通》载二陈汤古方，本有乌梅。取敛护胃阴之意。先生用此，其意或在是乎？

动则气喘，言则亦然。是下虚也。宜其俯仰不适矣。至于脘中拒按，隐隐作疼，筑筑而跳，脉息中部太弦。必有湿热痰浊，交阻于胃，失下行为顺之常。未便独以虚治。

川贝　陈皮　茯苓　白芍　牛膝　海蜇　荸荠

另：水泛资生丸。

诒按： 此必挟有痰饮，阻于中脘。宜从饮门用意。

再诊　俯仰自如，渐通之兆。所见言动之气喘，脘腹之拒按，已日轻一日，大妙事也。动气攻筑，独不能除，且兼气坠少腹，卧则可安。此则非胃气之能降，而实脾气之不升也。

香砂六君丸合雪羹　加神曲

另：资生丸

诒按： 立论精当明了，惟用药尚不甚得力。

咳喘门

年逾古稀，肾气下虚，生痰犯肺，咳喘脉微。当与峻补。

金水六君煎夏 苓 草 麦 地 橘合生脉散 加桃肉

另：八仙长寿丸，肾气丸。

原注：补命门之火以生土，清其生痰之源，则肺之咳喘自宁。煎方金水六君煎，以治脾肾，生脉以养肺，桃肉以补命门。其奠安下焦之剂，另用丸药常服，斟酌可谓尽善矣。

气喘痰升，胸痞足冷。是中下阳虚，气不纳而水泛也。已进肾气汤，可以通镇之法继之。

旋覆代赭汤去姜 枣 合苏子降气汤去桂 前 草 姜 加薤白 车前 茯苓 枳壳

诒按：于肾气后续进此方，更加旋、赭以镇逆，薤白以通阳。用意极为周到。

交冬咳嗽，素惯者也。今春未罢，延及夏间。当春已见跗肿，入夏更增腹满，口燥舌剥，火升气逆，右脉濡数，左脉浮弦。风邪湿热，由上而及下，由下而及中。即《经》所云："久咳不已，三焦受之。三焦咳状，咳而腹满"是也。际此天之热气下行，小便更短，足部尚冷，其中宫本有痞象，亦从而和之为患。用药大为棘手，姑拟质重开下法，佐以和胃泄肝之品。

猪苓 鸡金 白术 石膏 寒水石 雪羹 肉桂 枇杷叶

原注：风邪归并于肺，脾气素虚者，由肺而陷入于脾，尚是一线，加以口燥舌剥，阴虚有火之体，更属难治。用河间甘露之意，质重开下，方则极妙，未识效否？

诒按：病情纷错，实难着手。以桂苓法增减出之，已属苦心经营。特于痞满一层，尚恐与两石有碍。方中茯苓、滑石似不可少。

寒热后，咳嗽痰浓，头疼口渴，舌红脉数，大便溏泄。冬温之邪郁于肺分，而从燥化。当泄之清之。

葳蕤汤 葛 羌 草 杏 麻 芎 葳蕤 青木香 石膏 薇

原注：此冬温咳嗽也。麻、杏开泄外罩之凉风，羌活、葛根佐之；石膏清内伏之温热，白薇、玉竹佐之；冬温必头痛、便泄，青木香治便泄之药也。病比伤寒多一温字，方比麻黄去桂枝一味，加入石膏以治热。有因方成珪，遇圆为璧之妙。

诒按：此病既见痰浓口渴，则已有邪郁化热之征，方中羌、防、葛根，似宜酌用。

寒必伤营，亦必化热。咳嗽不止，呕吐紫血，咽中干痛，苔白边青，脉紧而数，近更咳甚则呕，气息短促。肺胃两经皆失其清降也。郁咳成痨，最为可怕。

荆芥 杏仁 紫菀 桑皮 地骨皮 苏子 麦冬 金沸草 玉竹

再诊 白苔已薄，舌边仍青，痰出虽稀，咳逆未止。观其喘急呕逆，多见于咳甚之时。正所谓肺咳之状，咳而喘；胃咳之状，咳而呕也。

桑皮 骨皮 知母 川贝 淡芩 浮石 桔梗 甘草 紫菀 麦冬 芦根 莱菔汁

原注：风寒之邪，郁于肺胃，久而化火，遂至见血。先用金沸草散、泻白散，以搜剔其邪。第二案即加入芦根、知母，清营中之热。用法转换，层次碧清。

诒按：此证先曾吐痰，加以舌边色青，似有瘀血郁阻，方案中何以并不理会及此。

伤风不醒，咳嗽呕恶，所见之痰，或浓或薄，或带血色，左关脉独见浮弦且数，小有寒热。此损证之根也。《千金》法治之。

179

苏叶　党参　川连　乌梅　橘红　川贝　柴胡　杏仁　桑皮　地骨皮

原注：此用柴前连梅煎意，《千金》法也。咳嗽由来十八般，只因邪气入于肝。即是此方之歌诀。此方效，转方加竹茹一味。

诒按：弦数独见于左关，故知其病专在肝。

咳嗽吐出青黄之痰，项强，恶风，音烁，寒热分争。是名劳风。服秦艽鳖甲而更甚者，当进一层治之。

柴前连梅煎 猪胆汁　童便　猪脊髓　薤白　柴胡　前胡　黄连　乌梅

附：秦艽鳖甲煎 柴胡　青蒿　归身　知母　秦艽　鳖甲　地骨皮　乌梅

再诊　进前方咳嗽大减，所出之痰，仍见青黄之色，身热虽轻，咽中苦痛，脉形弦细数。风邪未尽，中下两虚。制小前方之外，参入猪肤法。一治身热，一治咽痛。

柴前连梅煎合猪肤汤　加党参　花粉

原注：此方治伤风不醒成劳，比秦艽鳖甲又进一层。其见证，每以咳吐黄绿青痰为据。

咳嗽时盛时衰，粉红痰后，变为青黄。劳风之根也。

柴胡　前胡　乌梅　川连　薤白　童便　猪胆汁　猪脊髓

诒按：童便易秋石甚妙。

再诊　进劳风法，咳嗽大减，红痰亦无，但痰色尚带青黄，左关脉息弦硬不和。肝胆留邪，容易犯肺胃俞也。毋忽。

麦冬　沙参　淡芩　炙草　白芍　川贝　青黛　广皮

原注：此方极玲珑。先生用之每灵。大约风喜伤肝，风郁于肝，久而不出，必有青黄之痰，所谓劳风是也。

诒按：先生案中，治劳风一证，必用柴前连梅煎。自云：法本《千金》，用之神效。查《千金方》所载劳风治法及所叙病原，与此不同。即所用之柴前连梅煎，仅见于吴鹤皋《医方考》，《千金方》

中并无此方。先生偶误记耳。

右脉弦滑而数，滑为痰，弦为风。风郁为热，热郁为痰，阻之于肺，清肃不行，咳嗽自作。

金沸草　前胡　半夏　荆芥　甘草　赤苓　川芎　枳壳　紫菀　杏仁　桑白皮　蒌皮　竹沥

原注：方中芎、枳二味，是升、降法也。必有一团寒风化热，郁闭于肺，用芎之升，枳之降，以挑松其火。若火重者，不可用，有阴火者，更不可用，恐火升则血易动耳。

诒按：此金沸草散去麻、芍，加芎、枳以挑动之；菀、杏以宣泄之；桑、蒌以清降之。细玩其加减，可识其心思之细密，用意之周到矣。案语亦简练老洁。

晨起咳嗽，劳倦伤脾，积湿生痰所致。久而不已，气喘畏风，金水因此而虚。补中寓化，一定章程。现在身热、口干、苔白，脉息细弦而紧。紧则为寒。寒风新感，必须先治新邪，权以疏化法。

香苏饮合二陈　加枳壳　桔梗　杏仁　通草

又：接服方。

麦门冬汤合二陈　加旋覆　冬术　牛膝

诒按：此即六君加麦冬、旋覆、牛膝也。恰合脾虚有湿痰，而伤及金水者之治。

《内经》云：秋伤于湿，冬生咳嗽。喻氏改作，秋伤于燥，冬生咳嗽。岂知初秋之湿，本从夏令而来，原为正气。若论其燥，则在中秋以后，其气亦为正令。二者相因，理所固然，势所必至。仲景早已立方，独被飞畴看破。今人之用功，不如古人远矣。

麦冬　半夏　甘草　玉竹　紫菀　泻白散

原注：此麦门冬汤也。先生以肺燥胃湿四字提之。故此案以燥湿二字为言。

去冬咳嗽，今春寒热，至秋令而咳嗽或轻或重，惟喉痒则一。所谓火逆上气，咽喉不利。此等证是也。最易成痨，未可以脉未促，气未喘为足恃。

麦门冬汤合泻白散　加橘红　茯苓　甘草　玉竹

再诊　内热已除，咳嗽亦减。气火之逆上者，渐有下降之意。静养为佳。

前方加枇杷叶

原注：此病必有舌苔，而不夜咳，所以与四阴煎证有异。

肺经咳嗽，嗽则喘息有音，甚则吐血。血已止，咳未除，右寸脉息浮弦。弦者，痰饮也。良以饮食入胃，游溢精气，上输于脾，脾气散精，上归于肺。而肺气虚者，不能通调水道，下输膀胱。聚液为痰，积湿为饮。一俟诵读烦劳，咳而且嗽，自然作矣。补肺健脾，以绝生痰之源，以清贮痰之器。

麦门冬汤合异功散　加薏仁　百合

原注：此曲曲写出痰饮之所由来。用二陈以化痰，佐以薏米；用麦冬以养肺，佐以百合；用白术以健脾，佐以党参。味味切当熨帖，看似寻常，实是功夫纯熟之候。

诒按：以上数案，均是麦门冬汤证，乃燥湿互用之法。

附录　咳嗽证治括要

咳者，和谐声也。其音开口而出，仿佛亥字之音。故有声无痰为咳。嗽则如水之灌漱然，有物在喉，漾漾欲出，故从口从敕。后人遂以有痰为嗽。然则咳嗽之病，胡从生也。曰：病有万变，要不出内伤、外感两端。请先明外感。外感者，风、寒、暑、湿、燥、火六者尽之。论其常，则各主一时为病。论其变，则四时皆可以受六淫之邪。今则即风寒论。感风者鼻塞身重，恶风，清涕，此证也。左脉浮弦，此脉也。感寒者恶寒体痛，发热，脉紧，此寒之证与脉也。而风之中，又有辨，春则为温风，肝木用事，受风者必伤肝。而又有中血中气之别。风伤卫则参苏饮；风伤营则芎苏饮。夏则为热，风伤心包。而亦有凉热之别。凉风，香薷饮，热风，鸡苏散。秋为凉风伤肺，败毒散、金沸草散。冬为寒风，伤膀胱，桂枝厚朴杏仁汤、麻黄汤。倘冬时天热而感寒风，则当用葳蕤汤、阳旦汤，此冬温之邪也。惟秋分以后少暑湿，春夏无燥气。他如先伤风，而后伤热，为热包寒，葳蕤汤。肺素热而感寒风，为寒包热，金沸草散。一嗽而痰出稠粘者，脾胜湿，二陈之类。连嗽无痰者，肺燥甚，清燥救肺汤。此皆外感咳也。言风一端，而六气可类推矣。

若夫内伤，大法惟痰饮，津伤两种。痰饮多阳虚，津伤多阴虚。其阳虚痰饮尚浅者，六安、二陈之类。有火者，温胆汤。夹阴虚者，金水六君煎。阳虚甚，兼夹痰火不可攻者，玉竹饮子，咸降法。喘者，降气汤、贞元饮。此阳虚痰饮一端也。他如阴虚者，阴火易于上升，胃气不清者，麦门冬汤。曾见血者，四阴煎。痰多而浓，无胃气者，六君子汤。痰少而嗌干，胃气未绝者，六味丸、都气丸、八仙长寿丸。此粗举内伤之一端也。

此外，又有劳风一门，咳吐浊涕青黄之痰。由劳碌伤风，恋而不化，最为难治。浅者，秦艽鳖甲。表虚汗多者，黄芪鳖甲。深则柴前连梅煎，《千金》法也。此皆劳风之治也。至于芎、枳二味，以治寒郁化火之咳，合二母以泻肺之母；泻白散，以清泄肺藏；四物桔梗汤，以引清血分，皆在所常用也。似此某证某方，条分缕析，须平日有格致功夫。试观先生临证之方，似乎夹杂，合之病人之证，则无一味可以增减。先生尝曰：吾门之病，如时文，割截、隔章、隔节之题。他人无处下手，左支右拙。余能以心思灵空，贯串合凑一方，令病安稳。此无他，外感多与内伤同病，内伤每因外感而发，更遇杂药乱投之医，治丝而棼，愈难就绪。治此者，不能不兼采众方，就中另出一方。其立方之意，在案中宣露明白。噫！执此意以寻先生之门径，思过半矣。

失血门

饮食入胃，游溢精气，上输于脾，脾气散精，上归于肺，通调水道，下输膀胱。水精四布，五经并行，合于四时五藏阴阳，揆度以为常也。此乃饮归于肺，失其通调之用，饮食之饮，变而为痰饮之饮。痰饮之贮于肺也，已非一日。今当火令，又值天符相火加临，两火相烁，金病更甚于前。然则痰之或带血，或兼臭，鼻之或干无涕，口之或苦且燥，小水之不多，大便之血沫，何一非痰火为患乎？

旋覆花 桑皮 川贝 橘红 浮石 炙草 沙参 茯苓 麦冬 竹叶 丝瓜络

诒按：此证乃素有浊痰郁热，壅结熏蒸于内，再受时令火邪，熏灼肺胃所致。如此立论，似亦直截了当。何必用饮食入胃及天符相火，如许大议论耶。可参用苇根汤。

再诊 接阅手书，知咳血，梦遗，畏火三者，更甚于前。因思天符之火，行于夏时，可谓火之淫矣。即使肺金无病者，亦必暗受其伤，而况痰火久踞，肺金久伤，再受此外来之火，而欲其清肃下降也，难矣。肺不下降，则不能生肾水，肾水不生，则相火上炎，此咳逆、梦遗之所由来也。至于畏火一条，《内经》载在"阳明脉解篇"中，是肝火乘胃之故。法宜泻肝清火。不但咳血、梦遗、畏火等证之急者，可以速平，而且所患二便不通，亦可从此而愈。悬而拟之，未识效否？

鲜生地　蛤壳　青黛　桑皮　龙胆草　川贝　地骨皮　黑栀　竹叶　大黄_{盐水炒}

三诊　阳明中土，万物所归。现在肝经湿热之邪，大半归于阳明，以著顺乘之意，而逆克于肺者，犹未尽平。所以睡醒之余，每吐青黄绿痰，或带血点，其色非紫即红，右胁隐隐作痛，脉形滑数，独见肺胃两部，宜从此立方。

小生地　桑皮　羚羊角　阿胶　冬瓜子　薏米　蛤壳　川贝　杏仁　忍冬藤　青黛　功劳露　芦根　丝瓜络

原注：肝经久病，克于土者，为顺乘。犯于肺者，为逆克。

诒按：前方实做，不若此方之空灵活泼也。

四诊　痰即有形之火，火即无形之痰。痰色渐和，血点渐少。知痰火暗消，大可望其病愈。不料悲伤于内，暑加于外，内外交迫，肺金又伤，伤则未尽之痰火，攻逆经络，右偏隐隐作疼，旁及左胁，上及于肩，似乎病势有加无已。细思此病，暑从外来，悲自内生，七情外感，萃于一身。不得不用分头而治之法。庶一举而两得焉。

桑皮　骨皮　知母　川贝　阿胶　枳壳　金针菜　姜黄　绿豆衣　藕汁佛手

原注：痰带血点，鼻干口燥，小水不多，大便血沫，总属痰火为患。第一方用清金化痰，不效。第二方案加咳血、梦遗、畏火三证。归于肝火，一派清肝，略加养胃。第三方从肺胃立方，略佐清肝之意。第四方全以轻淡之笔，消暑化痰。

诒按：统观前后四案，议病用药，均能层层熨帖，面面周到。

于此道中，自属老手。惟所长者，在乎周到稳实，而所短者，在乎空灵活泼。此则囿乎天分，非人力所能勉强矣。第一方就病敷衍，毫无思路。第二方清泄肝火，力量颇大。第三、四方，则用药空灵不滞，是深得香岩师心法者。

咳嗽而见臭痰咯血，或夜不得眠，或卧难着枕，大便干结，白苔满布。时轻时重，已病半年有余。所谓热在上焦者，因咳为肺痿是也。左寸脉数而小，正合脉数虚者，为肺痿之训。而右关一部，不惟数疾，而且独大、独弦、独滑。阳明胃经，必有湿生痰，痰生热，熏蒸于肺。母病及子，不独肺金自病。此所进之药，所以始效而终不效也。夫肺病属虚，胃病属实，一身而兼此虚实两途之病，苟非按部就班，循循调治，必无向愈之期。

紫菀一钱　麦冬二钱　桑皮钱半　地骨皮钱半　阿胶一钱　薏仁五钱　忍冬藤一两　川贝钱半　蛤壳一两　橘红一钱　茯苓三钱　炙草三分

诒按：论病选药，俱极精到。此方亦从苇茎汤套出，可加芦根。

再诊　诸恙向安，右脉亦缓。药能应手，何其速也。再守之，观其动静。

前方加水飞青黛三分

三诊　右关之大脉已除，弦滑未化，数之一字，与寸相同。湿热痰三者，尚有熏蒸之意，肺必难于自振。

前方加大生地蛤粉炒、三钱　沙参三钱　蜜陈皮一钱

四诊　叠进张氏法，肺金熏蒸，日轻一日。金性渐刚，颇为佳兆。然须振作，以著本来之清肃乃可。

前方去薏米　加麻仁

五诊　夜来之咳嗽，尚未了了。必得肺胃渐通，乃愈。

前方去蛤壳　茯苓　加川斛　百合

六诊　肺虚则易招风，偶然咳嗽加剧，而今愈矣。脉数，右寸

空大，阴气必虚。自当养阴为主。然阳明胃经，湿热熏蒸之气，不能不兼理之。

前方去百合　加知母

七诊　右脉小中带数。肺阴不足，肺热有余。其所以致此者，仍由胃中之湿熏蒸也。

前方加丝瓜络　冬瓜仁　苇茎

八诊　肺属金，金之母，土也。胃土湿热未清，上焦肺部焉得不受其熏蒸，所谓母病及子也。肺用在右，右胸当咳作疼，未便徒补，必使其清肃乃可。

前方加薏仁　杏仁

九诊　来示已悉。因思动则生火，火刑于金，则咳逆；火入于营，则吐血。此十七日以后之病，失于清化，以致毛窍又开，风邪又感，咳嗽大作，欲呕清痰，血络重伤也。事难逆料，信然。悬拟以复。

桑皮　地骨皮　杏仁　甘草　淡芩　茅根　知母　川贝　苇茎　忍冬藤

两剂后去淡芩　加麦冬　沙参　生地

又：丸方

大生地　白芍　丹皮　泽泻　沙参　茯苓　山药　麦冬　阿胶
用忍冬藤十斤煮膏，蜜丸。

原注：此病道理，尽具于第一案中。先生平日所言，起手立定脚根，以下遂如破竹。大约此病，拈定胃火熏蒸四字。方中得力，尤在忍冬藤一味。

宿积黑血，从吐而出，胸之痞塞少和，肺之咳嗽略减。是瘀血也。从上出者为逆，究非善状。

瘀热汤枇叶　葱　苇　旋覆　新绛　参三七磨冲

诒按： 可加酒炙大黄炭数分，研末冲服，以导血下行。

再诊 所瘀之血，从下而行，尚属顺证。因势导之，原是一定章程。

当归　丹参　桃仁　灵脂　蒲黄　茯神　远志

诒按： 仍宜加牛膝、三七等导下之品。

昨日所溢之血，盈盆成块而来，无怪乎其厥矣。幸得厥而即醒，夜半得寐，其气稍平，今日仍然上吐，脉来芤数，火升颧红，咳逆时作，大便不爽而黑。阳明胃府，必有伏热。防其再冒再厥。

犀角地黄汤　加三七　牡蛎　龟板　枇杷露

诒按： 此与下条，皆木火亢盛，阴血沸腾之证。

久嗽失血，鲜而且多，脉数左弦，苔黄心嘈。金受火刑，木寡于畏。以致阳络被伤也。防冒。

犀角地黄汤　加二母　侧柏叶

另：归脾丸

原注： 吴鹤皋曰，心，火也。肺，金也。火为金之畏，心移热于肺，乃咳嗽，甚则吐血，面赤。名曰：贼邪。是方也，犀角能解心热，生地能凉心血，丹皮、芍药性寒而酸，寒则胜热，酸则入肝，用之者，以木能生火，故使二物入肝而泻肝，此拔本塞源之治。

阳络频伤，胸前窒塞，咳逆不爽，舌红苔黄，脉形弦数。此系瘀血内阻，郁而为热，肺胃受伤。极易成损，慎之。

旋覆　猩绛　葱管　芦根　枇杷叶　忍冬藤　苏子　桑皮　川贝　知母　广郁金　参三七　竹油　地骨皮

原注： 前五味，名瘀热汤。是先生自制之方。治瘀血内阻，化火刑金而咳，不去其瘀，病终不愈。此为先生独得之秘。

诒按： 合二母、泻白以清肺，佐苏、郁、三七以通痹，立方周到之至。

　　脘胁痞结作痛，形寒如疟，苔浊不纳，渴欲热饮，神情惫乏。此血络凝泣，湿邪附之欲化热，而未能透出也。

　　瘀热汤　加香附　川连　归须　青皮　白芍　橘络

　　瘀血先阻于中，一经补味，胸中遂痞，紫黑之血，从此而来。

　　瘀热汤　加郁金汁

　　原注：此方大效。

　　诒按：再加三七、磨冲，更妙。

虚损门

　　痧子之后，咳嗽四月，颈旁疬串，咳甚则呕，纳少形瘦，肤热脉细。想是余邪内恋，阴分虚，欲成损证也。

　　四物汤　加香附　川贝　元参　牡蛎　麦冬　苏子一本作苏叶

　　诒按：方中元参、牡蛎，为项疬而设，无此证者可减也。

　　温邪发痧之后，咳嗽失血，血止而咳嗽不减，所吐之痰，或黄或白，或稠或稀，舌质深红，其苔满白，喉痒嗌干，脉弦带数。渐作痧劳之象。

　　四物汤　加紫苏　桑皮　骨皮　川贝　知母　前胡　淡芩

　　原注：此痧后余邪，留恋营分而成咳也。先生尝云：余自制两方，一为瘀热汤，一为此汤，尚未立名，以治痧后咳嗽极效。盖四物是血分引经之药，将温散化痰之品，纳入其中，引入营血中，散邪清热，每用必灵。此可悟用四物之法。

　　咳嗽五月有余，黄昏为甚，肌肉暗削，肢体无力，容易伤风，或头胀，或溺黄。总由阴分下虚，浮火夹痰上扰所致。

四物桔梗汤 四物加桔、柏 加桑皮 地骨皮 川贝 知母 甘草 青黛 蛤壳 枇杷叶

原注：此方之眼，在咳嗽黄昏为甚。毕竟风邪陷入阴分为剧，余目睹效者甚多。

诒按：此四物合泻白，加二母、蛤、黛法也。

金能克木，木火太旺，反侮肺金。金藏尚受木克，则其吸取肾水，疏泄肾精，更属易易。此梦遗、咳嗽之所由作也。

天冬 生地 党参 黄柏 甘草 砂仁 白芍 龙胆草

原注：此三才封髓丹，加白芍、龙胆也。其人面必黑瘦，有一团阴火炽甚，克肺伤肾，用之极效。

诒按：此方以清泄肝火为主，竟不兼用肺药。所谓治病必求其本也。

子后咳嗽，天明而缓，脉形弦数，声音不扬。肝胆之火未清，金受其刑，水必暗亏也。

补肺阿胶汤合四阴煎 泻白散 加川贝 青黛 海浮石 橘红 竹茹

诒按：此与前案，均属木火刑金之证。前方治肝而绝不及肺，想因咳势不甚，而下注遗泄之证却急，故用药如彼。此证则咳甚音低，肺金受损已深，故于清火之中，偏重补肺。观乎此，而临证用药之权衡可识矣。

咳嗽失血，音烁咽干，近来小有寒热，头痛喉疼，脉浮促而数。肺阴久伤，又兼燥气加临。补肺之中，当参以辛散。

补肺阿胶汤 加桑叶 枇杷叶

再诊 头痛咽疼已止，寒热亦轻。新受之燥邪，渐得清散。无如金水两虚，失血久嗽，音烁嗌干等证，仍如损象。即使静养，犹恐不及。

四阴煎合泻白散　加川贝　杏仁　阿胶　茯苓　石决明

原注： 此病肺藏已损，再受燥邪。小有寒热，头痛咽疼，是其的据。先用补肺阿胶汤，以其中有牛蒡、杏仁，加桑叶、枇杷叶。去其燥邪外证。后用四阴煎加味，以图其本。

阳络频伤之后，咳嗽痰浓，内热嗌干，脉芤数，左关独弦。此肝火刑金，金气不清之候。容易成损，慎之。

四阴煎　加二母　羚羊

另：琼玉膏蜜　沉香　珀　地　冬　参

原注： 肝火刑金，于左关独弦见之。所以四阴更加羚羊。

失血后，咳嗽梦遗，脉数，左关弦急。必有肝火在里，既犯肺金，又泄肾气也。久延势必成痨。

四阴煎　加陈皮　川贝　海浮石　青黛　龙胆草　六味汤

原注： 肝火上下交征，故加龙胆以泄之。

诒按： 六味汤，想系转方增入者。但其中有萸肉之酸温，专补肝阳，尚宜酌用。

失血久咳，阴分必虚。虚则不耐热蒸，食西瓜而稍退，脉数左弦，唇干苔白，色滞溺黄，加以咽痛久而不愈。想是水不涵木，阴火上冲，胃气不清也。势欲成痨，早为静养，以冀气不加喘，脉不加促，庶几可图。

生地　白芍　茯苓　泽泻　丹皮　花粉　元参　甘草　猪肤　青蒿露　枇杷叶露

再诊 浊痰虽少，咳逆仍然。阴分之火上冲于肺。肺属金，金受火刑，水之生源绝矣。能不虑其脉促气喘乎！知命者，自能静以养之。

八仙长寿丸　加元参　阿胶　陈皮　甘草　枇杷叶露

三诊 咳嗽夜来，有或重或轻之象。想是阴火，静躁不同耳。

前方加洋参　龟板　杏仁

四诊　所进饮食，不化为津液，而变为痰涎，一俟水中火发，咳嗽作焉，权以化法。

玉竹饮子桔梗　橘　莌　贝　蜜　玉竹　苓　草　姜合麦门冬汤　加阿胶　百合　款冬

原注：前两方，六味加减法也。脉数左弦，咽痛。水不涵木，阴火上冲。惟苔白二字，为胃气不清之证。此病头绪甚繁，方中一一还他的对之药。

诒按：此等证，本无必效之方。似此斟酌妥帖，即使难期必效，亦觉心苦为分明矣。

脉形细数。细属阴亏，数为有火，火上刑金，水即绝其生源。未可以咳嗽小恙目之。幸而气息未喘，脉象未促。如能静养，犹可以作完人。

生地　麦冬　沙参　石决明　地骨皮　桑皮　阿胶　枇杷叶露

诒按：此清滋金水两藏之平剂，但患阴虚，而不挟别项邪机者，可仿此调之。

下　卷

呕哕门

上焦吐者，从乎气。气属阳，是阳气病也。胸为阳位，阳位之阳既病，则其阴分之阳，更属大虚，不言而喻。恐增喘汗。

吴萸　干姜　人参　川附　茯苓　半夏　木香　丁香　炙草　饴糖　食盐　陈皮

再诊　进温养法，四日不吐，今晨又作。想是阳气大虚，浊阴上泛。究属膈证之根，不能不虑其喘汗。

前方去干姜　加当归　生姜

原注： 阳气大虚，浊阴上泛，此病之枢纽也。吴茱萸汤补胃阳，佐以熟附，丁香，温之至矣。辅以二陈，燥其痰。饴糖去其垢。更加炙草以和中，食盐以润下。用意极其周密。

食则右胁下痛，痰自上升，升则得吐而安，右脉弦滑，左关坚急，寸部独小。此心气下郁于肝经，脾弱生痰为膈。放开怀抱，第一要义。

旋覆代赭汤去姜　加生於术　白芥子　炙草　广皮　竹油

另：丸方。

六君子汤　加当归　白芍　生地　苁蓉　沉香　白芥子　竹油、姜汁泛丸。

原注： 心气下郁，脾弱生痰。方中於术、干姜、二陈、竹油补脾化痰之药也。更有白芥子消膜外之痰。旋覆花开心气之结。赭石镇肝气之逆。用意层层周到。

食则噎痛，吐去浊痰而止，胸前常闷，脉象弦滑，舌苔满白。肌肉瘦削之人，阴血本亏，今阳气又结，阴液与痰浊交阻上焦，是以胃脘狭窄也。久则防膈。

干姜　薤白　炙草　杵头糠　神曲　丁香　木香　熟地　白蔻仁　归身　白芍　沉香　牛黄　竹油

再诊　胸前所结之邪，原有化意。无如阴之亏，阳之结，尚与前日相等。非一两剂，所能奏效。

干姜　薤白　炙草　茯苓　丁香　木香　陈皮　麻仁　旋覆花　代赭石　归身　白芍　杞子　牛黄　竹油

诒按：此气结痰阻之证，用药极周到。

嗜酒中虚，湿热生痰，痰阻膈间，食下不舒，时欲上泛。年已甲外，营血内枯，气火交结，与痰相并，欲其不成膈也，难矣。

七圣散　加归身　白芍　薤白　代赭石　藕汁　红花

原注：嗜酒者，必多湿热，须用竹茹、连、蔻。又易挟瘀，参入红花、薤白、藕汁。辛而兼滑，又是一格。绝去温热刚燥之品。先生曰：惟善用温药者，不轻用温药。信然。

向患偏枯于左。左属血，血主濡之。此偏枯者，既无血以濡经络，且无气以调营卫。营卫就枯，久病成膈。然一饮一食，所吐之中，更有浊痰紫血。此所谓病偏枯者，原从血痹而来，初非实在枯槁也。勉拟方。

每日饮人乳两三次　间日服鹅血一、二次

诒按：偏枯已属难治，更加以膈，愈难措手矣。方只寥寥两味，而润液化瘀，通痹开结，面面都到。此非见理真切，而又达于通变者，不能有此切实灵动之方。愚意再增韭汁一味，似乎更觉亲切。

脉形细涩，得食则噎，胸前隐隐作痛。瘀血内阻，胃络不通。此膈证之根。

归须　白芍　白蜜　芦根　瓦楞子_{醋煅}　韭汁　人参　桃仁

诒按：此瘀血膈也。脉证均合，用药亦专注于此。

瘀血挟痰，阻于胸膈，食则作痛，痛则呕吐，右脉涩数，惟左关独大且弦。是痰瘀之外，更有肝经之气火，从而和之为患。乃膈证重候，慎之。

归身　白芍　芦根　瓦楞子　红花　丝瓜络　橘络　竹油　白蜜

原注：以上三病，皆瘀膈也。第一证从偏枯中想出血痹，用人乳以润其枯燥，鹅血以动其瘀血。此证非特刚剂不受，并柔补之药，亦不可投，万不得已，而为此法。仍是润液化瘀之意，柔和得体。第二证从胸前隐痛，而知其瘀阻胃络。用桃仁、醋煅瓦楞子以化其瘀。此证血瘀液涸，无论干姜不可用，即薤白辛温通气，亦与此隔膜。然非辛不能通，计惟用濡润之韭汁以通之。蜜、芦、归、芍，奠安营分，以其液涸也。此病不见痰，所以纯从濡润去瘀之法。第三证见痰。所以瓦楞子、红花外，又加竹油一味。

湿热生痰，阻于胃脘。得食则暄，噎甚则吐。此膈之根也。

半夏　陈皮　川连　竹茹　白蔻　生姜　鸡距子　枇杷叶　楂炭

原注：指为湿热，想因苔带黄色也。用七圣散者，中有橘皮竹茹汤，又有温胆汤两方在内，更加枇杷叶泄肺，楂炭消瘀，鸡距子消酒积，总不外湿热二字。此犹是膈之浅者。

食已即吐，脉弦苔白，便溏溺清。湿痰内胜，被肝经淫气所冲。

旋覆花　代赭石　陈皮　半夏　莱菔子　生姜　茯苓　雪羹汤

再诊　吐逆大减，胸前尚痞，嗳气不舒。

旋覆代赭汤　雪羹汤

诒按：此证阴液未曾大亏，通阳开结，专理其痰。痰降而呕逆自减，尚非证之重者。

咽中介介，如有炙脔。痰气交阻为患。

苏叶　半夏　川朴　茯苓　竹茹　陈皮　石决明　牛膝

原注：此咽膈也。痰结于肺，用四七汤，以理其气。合温胆汤以化其痰，去枳实换牛膝者，欲其达下焦也。

得食多哕，许氏法主之。

丁香　陈皮　川朴　半夏　茯苓　甘草　枇杷叶　茅根

原注：此枇杷叶散去香薷一味也。此另是一种暑邪挟寒饮内停，或食瓜果，致中气不调而呕哕者。不当深求之里也。去香薷者，无表证也。

食已即吐，本属胃病，宜用温通。然口虽干，苔反白，将吐之时，其味先酸。此必有肝火郁于胃府，似与胃家本病有间。

左金丸合温胆汤　雪羹汤

诒按：辨证精细，用药妥切。

湿病门

脾阳不足，湿浊有余。少纳多胀，舌白脉迟。

茅术理中汤合四七汤

诒按：此湿滞而兼气郁之证。

痹气门

胸痛彻背，是名胸痹。痹者，胸阳不旷，痰浊有余也。此病不惟痰浊，且有瘀血，交阻膈间。所以得食梗痛，口燥不欲饮，便坚且黑，脉形细涩。昨日紫血，从上吐出，究非顺境，必得下行为妥。

全瓜蒌　薤白　旋覆花　桃仁　红花　瓦楞子　元明粉　合二陈汤

诒按：方法周到，不蔓不支。拟加参三七，磨冲。胸痹证，前人无有指为瘀血者。如此证纳食梗痛，乃瘀血阻于胃口，当归入噎膈证内论治矣。

心痛彻背，是名胸痹。久而不化，适值燥气加临，更增咳嗽咽干，痰中带红，脉形细小。治之不易。

瓜蒌　薤白　枳壳　橘红　杏仁　桑叶　枇杷叶

诒按：既因燥气加临，痰红嗌干，似当参用清润，如喻氏法。拟加旋覆花、南沙参、麦冬、桑皮。

脘腹痛门

心痛有九，痰、食、气居其三。三者交阻于胃，时痛时止，或重或轻，中脘拒按，饮食失常，痞闷难开，大便不通，病之常也。即有厥症，总不离乎痛极之时，兹乃反是。其厥也，不发于痛极之时，而每于小便之余，陡然而作。作则手足牵动，头项强直，口目歪斜，似有厥而不返之形。及其返也，时有短长，如是者三矣。此名痫厥。良以精夺于前，痛伤于后，龙雷之火，挟痰涎乘势上升，一身而兼痛厥两病。右脉不畅，左脉太弦。盖弦则木乘土位而痛，又挟阴火上冲而厥。必当平木为主，兼理中下次之。盖恐厥之愈发愈勤，痛之不肯全平耳。

川椒七粒　乌梅三分　青盐一分　龙齿三钱　楂炭三钱　神曲三钱　莱菔子三钱　延胡钱半　川楝子钱半　青皮七分　橘叶一钱　竹油一两

诒按：厥发于小解之时，其厥之关于肾气可知矣。用药似宜兼顾。立方选药，熨帖周到。

再诊　据述厥已全平，痛犹未止，便黑溺黄，右脉反弦。想诸邪都合于胃也。胃为府，以通为补。悬拟方。

芍药　青皮　陈皮　黑栀　川贝　丹皮　楂肉　莱菔子　青盐　延胡　竹油

诒按：诸邪都合于胃，从右脉之弦看出。是病机紧要处。

三诊　痛厥已平，尚有背部隐疼之候，腰部亦疼，气逆咳呛，脉形细数。想肝肾阴虚，气滞火升，肺俞络脉，因之俱受其伤也。

四物汤　旋覆花汤　二母　雪羹汤

四诊　腰脊尚疼，咳嗽不止，苔白底红，脉形弦细。是阴虚而挟湿热也。

豆卷　蒺藜　黑栀　川芎　归身　麦冬　沙参　甘草　雪羹汤　半夏

原注：此素有痰积，又肾虚而相火上冲于胃，胃中痰饮，阻滞窍隧，痛厥见焉。第一方，用泄肝和胃法，以化其阻滞，合金铃子散，以清肝火；加楂、曲以消食；菔子、竹油以化痰。厥平而痛未愈，故第二方用景岳化肝煎，以代金铃子散，兼以化痰。第三方，通其络。第四方，仿白蒺藜丸，专于治痰。

诒按：此证得力，全在前两方，疏肝化痰，丝丝入扣。

脾气素虚，湿郁难化，而木之郁于内者，更不能伸。所以酸水酸味，虽有减时，而灰白之苔，终无化日，无怪乎脉小左弦，脘胁胀痛也。此臌胀之根，毋忽。

附子理中汤合二陈汤　加川朴　香附　川芎　神曲

诒按：似可参用柴、芍辈，于土中泄木。

病分气血，不病于气，即病于血。然气血亦有同病者。即如此病，胃脘当心而痛，起于受饥，得食则缓，岂非气分病乎。如独气分为病，理其气，即可向安。而此痛虽得食而缓，午后则剧，黄昏则甚。属在阳中之阴，阴中之阴之候。其为血病无疑。况但头汗出，便下紫色，脉形弦细而数。更属血病见证。但此血，又非气虚不能摄血之血，乃痛后所瘀者。瘀则宜消，虚则宜补，消补兼施，庶几各得其所。

治中汤合失笑散

另：红曲　元明粉。

为末和匀。每痛时服二钱。

原注：分明两病，一是脾虚，气分不能畅达而痛，得食则缓，宜补可知。然人每疑痛无补法者，以痛必有痰气凝滞也。先生用理中以补脾，即加青皮、陈皮以通气。至便紫脉弦数，肝家之血，必有瘀于胃脘者。此时不去其有形之瘀滞，痛必不除，病根不拔也。此种病，世医不能治，往往以为痼疾。不知不去瘀，则补无力，徒去瘀则脾胃更伤。先生则双管齐下，立案清澈，度尽金针，非名家，恶能如是。

胃脘当心而痛，少腹气升，呕吐酸苦痰涎，脉形弦数。显系寒热错杂之邪，郁于中焦。肝属木，木乘土位，所有积饮，从此冲逆而上。病已年余，当以和法。

附子理中汤　加川连姜汁炒　川椒　黄柏　归身　细辛　半夏　桂枝　乌梅肉

原注：此连理汤合乌梅丸。吐涎酸苦，是胃中错杂之邪，用姜、连、半夏以化之；冲逆而上之肝气，用乌梅法以和之。

诒按：半夏反附子，在古方多有同用者，然可避则避之，亦不必故犯也。

胃脘当心而痛，脉形弦数，舌绛苔黄，口干苦，小便赤，一派火热之象，气从少腹上冲于心。岂非上升之气，自肝而出，中挟相火乎。

化肝煎 泽 丹 陈 贝 芍 青 栀

脘痛下及于脐，旁及于胁，口干心悸，便栗溺黄，脉弦而数。此郁气化火也。

化肝煎合雪羹

原注：此景岳化肝煎也，必肝有实火者可用。口干、脉数、溺黄，是其的证也。

中焦失治为痛，以治中汤为法，是正治也。不知中焦属土，土既虚，不能升木，木即郁于土中，亦能作痛。以逍遥散佐之，更属相宜。

治中汤 逍遥散 雪羹

诒按：此木郁土中之病，立方妥帖易施。

瘀血腹痛，法宜消化。然为日已久，脾营暗伤。又当兼补脾阴为妥。

归脾汤去芪 术 加丹参 延胡

诒按：此病用补，是专在痛久上着眼。

当脐胀痛，按之则轻，得食则减，脉形细小而数，舌上之苔，左黄右剥，其质深红。中虚伏热使然。

治中汤 加川连 雪羹

诒按：此等证不多见，立方亦甚难，须看其用药的当处。

少腹久痛未痊，手足挛急而疼，舌苔灰浊，面色不华，脉象弦急。此寒湿与痰，内壅于肝经，而外攻于经络也。现在四肢厥冷，宜以当归四逆汤加减。

当归 小茴香炒　白芍 肉桂炒　木通　半夏　苡仁　防风　茯苓　橘红

诒按：寒湿入于肝经，病与疝气相似。治法亦同。

再诊　少腹之痛已止，惟手冷挛急未愈，专理上焦。

蠲痹汤 芪　草　赤芍　归　防　羌　姜黄去防　合指迷茯苓丸

少腹作痛，甚则呕吐，脉右弦左紧，俱兼数，舌苔浊腻，口中干苦，头胀溺赤。此湿热之邪内犯肝经，挟痰浊上升所致。泄之化之，得无厥逆之虞为幸。

旋覆花汤　三子养亲汤 莱菔子　苏子　白芥子　金铃子散

另：乌梅丸。

诒按：旋覆、金铃以止痛。三子以除痰，更用乌梅丸以泄肝。所以面面都到也。

再诊　呕吐已减，白苔稍化，头胀身热亦缓。惟腹之作痛，便之下利，脉之紧数，以及口中之干苦，小水之短赤，尚不肯平。肝经寒热错杂之邪，又挟食滞痰浊为患也。仍宜小心。

葛根黄芩黄连汤　加延胡　楂炭　赤苓　陈皮　莱菔子

另：乌梅丸。

诒按：想因下利较甚，故用药如此转换。

三诊余邪流入下焦，少腹气坠于肛门，大便泄，小便短，舌苔未净，更兼痔痛。

四苓散合四逆散　加黄芩　黄柏　木香

诒按：至此而内伏之湿热，从两便而外泄矣。

肝脉布于两胁，抵于少腹，同时作痛，肝病无疑。肝旺必乘脾土，土中之痰浊湿热，从而和之为患，势所必然。

逍遥散 术　归　芍　草　苓　柴　荷　加栀　丹合化肝煎

诒按：此治肝气胁痛，诚然合剂。案所云：湿热痰浊，虽能兼顾，嫌未着力。

气结于左，自下而盘之于上，胀而且疼，发则有形，解则无迹，甚则脉形弦数，口舌干燥。更属气有余，便是火之见证。急须化肝。

化肝煎

诒按：凡肝气上逆者，多挟木火为病。故化肝煎为要方。

中脘属胃，两胁属肝，痛在于此，忽来忽去。肝胃之气滞显然。已历二十余年，愈发愈虚，愈虚愈痛。气分固滞，血亦因之干涩也。推气为主，逍遥佐之。

肉桂　枳壳　片姜黄　延胡　炙草　逍遥散

再诊　病势不增不减，诊得左脉细涩，右部小弱。气血久虚，致使营卫失流行之象。非大建其中不可。

肉桂　归身　白芍　川椒　饴糖　干姜　陈皮　炙草　砂仁

原注：前方严氏推气散也。先生谓左胁作痛，是肝火，用抑青（即左金），以泻心平木；右胁作痛，是痰气，用推气法，以理气化痰。按：姜黄入脾，能治血中之气；蓬术入肝，能治气中之血；郁金入心，专治心胞之血。三物形状相近，而功用各有所宜。

诒按：久病中虚，故转方用大建中法。

腹左气攻胀痛，上至于脘，下及少腹，久而不愈，疝瘕之累也。痛极之时，手足厥冷，呕逆。当从肝治。

当归四逆汤辛　通　姜　枣　归　桂　芍　草合二陈汤　吴仙散茯苓　吴萸

诒按：病偏于左，更加支厥，此肝病确据也。

再诊　痛势已缓，尚有时上时下之形，邪未尽也。

吴仙散合良附散　二陈汤去甘草　加当归小茴香炒　白芍肉桂炒

疝气门

狐疝,卧则入腹,立则出也。

补中益气汤

另:金匮肾气丸,合小安肾丸熟地 川楝 椒目 香附 川乌 茴香

原注:疝气一证,论其本末,未有不由气虚,而湿浊随之下陷者。故以补中益气汤为主方,俾脾之清气得以上升,则小肠膀胱之浊气,自然下降。又有挟劳倦外感而发者,方中柴胡,借用亦妙。寒加温药。湿火甚,加知、柏。

诒按:此因下坠过甚,故用补中以升清气。其实亦非治病正法也。

脾宜升,主健。胃宜降,主和。此病气升而呕,胃不降也。疝气下坠,脾不升也。而所以升降不调者,由脾虚下陷,湿痰中结,而冲逆于胃脘也。理其中阳,则上下自调。

六君子汤 加干姜 青皮 小茴香 萆薢 九香虫

诒按:此因呕吐有上逆之势,故不用补中,而变法治之。

又按:此证若用乌梅丸,则上下均在治中。缘痛呕、疝气,均由肝病故也。

再诊 治中,胃痛已和,疝气仍然下坠。拟于补脾之外,佐以补肾。使其火土合德,则阳旺于中,而生气勃然,不升自升矣。

香砂六君丸合金匮肾气丸

诒按:此证从肝经着意,似较灵动。专补脾肾,犹恐涉于呆实。

狐疝,原属肝经之湿,随气下陷。脾阳必衰。而今夏多食冷物,阳气又被所遏。苔白不干,指冷脉小,右睾丸胀大。当以温散。

大顺散杏仁 甘草 干姜 肉桂加当归 木香 荔枝核

诒按： 此因生冷伤中，故用大顺。亦非治疝正法。

痕癖门

寒气客于肠外，与血沫相搏，脐下结痕，胀大下坠，不时作痛，痛则气升自汗，脉形弦涩。此为鼓胀之根，毋忽。

吴萸　茯苓　当归　川楝子　橘红　乌药　香附　楂肉

诒按： 既因于寒，似可再加温通之品。既与血沫相搏，似宜兼和营血。

痕聚脘中，久而不化，变为攻痛升逆，妨食便坚。理之不易。

川楝子　延胡　当归　白芍　陈皮　鳖甲　红花　血余　茯苓　牛膝　丹皮

诒按： 此病之偏于血分者，故方中兼用疏瘀之品。特所叙病情，尚无瘀血的据。

最虚之处，便是容邪之处，肝络本虚，隐癖久踞。中宫又弱，隐癖潜入其间。欲治此病，培补肝脾为主，和化次之。

归芍六君子汤　加鸡内金

另：小温中丸。

诒按： 此亦虚实兼治之法，然而收效甚难。

脉来细而附骨者，积也，已经半载，不过气行作响而已。而其偏于胁下者，牢不可破。是寒食挟痰，阻结于气、分也。此等见证，每为胀病之根。

理中汤　加神曲　茯苓　半夏　陈皮　麦芽　旋覆花　枳壳　归身

再诊　胁下隐癖，牢不可破，其气或逆或攻。必温化以绝胀病之根。

理中汤合二陈汤　加川朴　枳壳　神曲　竹油　旋覆花　白芥子

诒按：议论则见微知著，用药则思患豫防。此为高识。

食入而痛，是有积也。积非一端，就脉弦数，二便黄热，干咳不爽，面黄苔白言之，必有湿热痰食，互相阻滞，经年累月，无路可出，无力以消。

茅术　川芎　楂炭　神曲　川贝　山栀　赤苓　枇杷叶露　杏仁

诒按：此越鞠丸加味也。愚意再加白芍、枳实。

寒热后，脘左隐癖作疼，脉形弦细，舌苔浊厚。湿热痰食，交相为患。

二陈汤去甘草　合鸡金散砂　沉　香圆陈　鸡金加苏梗　楂肉　青皮

诒按：此尚是初起实证，故用攻消法取效。立方亦极平稳。

再诊　脘左之隐癖渐消，舌上之浊苔渐化。仍宗前法，参入补脾之品。

前方去苏梗　加於术　炙草

另服：水泛资生丸

隐癖踞于胁下，肝经病也。

化肝煎。

诒按：此亦初起之病，想由肝郁而起，故专从泄肝立法。但恐药轻不能奏效耳。

原注：前证湿热居多，此证肝火为重。相机而治，各有条理。

疟久，邪深入络，结为疟母。疟母在左，自下攻逆。加以右胁结癖，上下升降俱窒，无怪乎中宫渐满。理之不易。

鸡金散　加枳壳　姜黄　白芥子　竹油

另：鳖甲煎丸

原注：左属血，属肝。疟邪滞于血中，主以鳖甲煎丸。右属气，属胃。或痰或食，主以鸡金、推气，加竹油、白芥子。

诒按：此两层兼治之法。

肿胀门

营血本亏，肝火本旺，责在先天。乃后天脾气不健，肝木乘之，所进饮食，生痰生湿，贮之于胃，尚可从呕而出，相安无事。迟之又久，渗入膜外，气道不清，胀乃作焉。脾为生痰之源，胃为贮痰之器，若非运化中宫，兼透膜外，则病势有加无已，成为臌病，亦属易易。夫脾统血，肝藏血，病久，血更衰少，不得不佐以和养。古人之燥湿互用，正为此等证设也。

归芍六君子汤去参　草　加白芥子　莱菔子　车前子　川朴　苏子　腹皮　竹油　雪羹

诒按：用药虚实兼到，亲切不浮。

诸腹胀大，皆属于热。诸湿肿满，皆属于脾。脾经湿热，交阻于中，先满后见肿胀，肤热微汗，口渴面红，理之不易。

防己　茯苓　石膏　腹皮　陈皮

再诊　湿热满三焦，每多肿胀之患。如邪势偏于下焦，小便必少。前人之质重开下者，原为此等证而设。然此病已久，尚盛于中上二焦，胡以中上两焦法施之，诸恙不减。或者病重药轻之故，将前方制大其剂。

竹叶　石膏　鲜生地　麦冬　知母　半夏　五皮饮

原注： 此十二岁女子，腹暴胀大，面跗俱肿，面红口渴，小便黄。此证属热，所见甚少。

诒按： 此等方治胀病，非有卓见者不能。存之为临证者，增一见解。

脘腹膨胀，二便失调，经络酸痛，四肢无力，脉形弦细，舌苔白腻而厚。此湿邪内郁，当用苦辛宣泄。

茅术　川芎　香附　黑栀　神曲　腹皮　川朴　赤苓　泽泻　蒌皮

诒按： 此亦湿郁而化热者，故兼用栀、蒌清泄之品。

再诊 诸恙向安，肢体无力。健脾为主。

香砂六君子汤

原注： 此越鞠改方，而加胃苓之半，本方治湿郁，其眼在舌苔白腻而厚，在所必效。余每借以治黄疸，亦效，挟痰头项痛亦效。

脾主湿，湿因脾虚而郁，郁蒸为热。所以隐癖僭逆中宫，大腹胀满，纳少便溏，面黄溺赤，咳嗽，身热时作，脉息弦细。极易成臌。

越鞠丸芎　曲　栀　附　苍鸡金散　加赤苓　青蒿　黄芩　川朴

原注： 此越鞠证而兼隐癖，湿化热者，故合鸡金消癖，芩、蒿化热。

原注： 以上越鞠丸证。大约越鞠治无形湿热之痞，从泻心化出。鸡金治有形食积之癖，从陷胸化出。且如脘痛门中，郁痰作痛，脉数多渴者，用清中蠲痛汤山栀、姜汁炒，干姜、川芎童便炒，黄连姜汁炒，苍术童便浸切，麻油炒，香附醋炒，神曲姜汁炒，橘红，姜，枣。治中脘火郁作痛，发即寒热。中以寒热为主。即越鞠加姜、连、橘、枣。可知此方治气、火、湿、食、血五者之郁，信极妙矣。说者以栀主火，术主湿，香附主气，芎主血，曲主食，分为五郁，似可不必。正如五音

207

必合奏而始和也。

大腹胀满，已经四十余日。近来气更急促，足跗浮肿，溺黄口干，脉形弦数。湿热之邪因气而阻，因食而剧。理之不易。

廓清饮廓清饮用芥陈朴，枳泽茯苓同大腹，菔子生研壅滞通，气逆胀满均堪服。去芥 枳 加黑栀 猪苓 苏梗 川连 香附

原注：温药留手处，在口干溺黄四字。

脾虚，则湿热内郁为臌。从去郁陈莝例治之。

廓清饮去芥 加苏叶 香附 冬术

另：小温中丸。朝暮各钱半。

诒按：腹满由于脾之不运，其所以不能运者，痰也，湿也，浊也，气也，瘀也。故方中多用疏气化痰，清利湿热之品。

大腹主脾，腹大而至脐突，属脾无疑。然胀无虚日，痛又间作，舌苔薄白，脉息沉弦。见于经期落后之体，显系血虚不能敛气，气郁于中，寒加于外，而脾经之湿，因而不消。

逍遥散合鸡金散 加香附

诒按：沉弦与沉细不同，沉细色萎，则理中证。此证拈住郁字，故用逍遥。

单腹胀，脾气固虚，久则肾气亦虚。大便溏者，气更散而不收矣。所用之药，比之寻常温补脾肾者，当更进一层。然用之已晚，惜乎！

附桂理中汤 加肉果 当归 牡蛎 木瓜 茯苓 生脉散

诒按：案云较之寻常温补，更进一层。观方中所加肉果、当归，是启峻法也。

大腹胀满，便溏，舌苔冷白，干喜热饮，肤热脉数。脾阳大虚，无力运化湿浊而成臌也。理之棘手。

附桂治中汤 加木瓜 草果 当归

再诊　进温补四剂，腹胀渐和。其邪从下焦而泄，所以大便作泻。然肤热未退，小便未长，干欲热饮，胃不思谷，白苔已薄，舌质转红。中阳稍振，湿热未清。

理苓汤

原注： 舌苔冷白，是桂、附把柄。四剂而能便泄，邪从下出，中阳尚好，脾气尚未衰尽，更以舌质转红，知湿热壅甚。所以转方减去附、桂，参、术已足扶脾，外加四苓，驱湿而已。

大便作泻，小水又长，肝脾肾三经，即有阴邪，亦可从此而消。何以隐癖尚踞于中？腹胀不和，是阳虚也。

四君子汤　加黄芪　当归　桂枝　附子　陈皮　肉果　沉香　干姜　牡蛎　鳖甲　鸡内金

原注： 此启峻汤也，附子理中加黄芪、当归、肉果。比附子理中更进一层。

太阴腹满，寒湿有余，真阳不足。脉弦，下体不温，干不欲饮，妨食气短。其势颇险，拟以温通化湿法。

附子茅术治中汤　加川朴　半夏

诒按： 此亦通补兼施之法。

温补元阳，浮肿胀满，有增无减。阳之衰也极矣。脐平脉迟之候，非温不可，非补亦不可，然温补亦不见长，盖下泄者，肾更伤耳。

附子理中汤合四神丸　来复丹

诒按： 此法较肾气丸，更进一层。

太阴腹满，寒湿使然。阳若不旺，势必成臌。

附子理中汤　加川朴　大腹皮　泽泻　猪苓

诒按： 此脾阳不振，寒湿停滞之证，故用温化法。

中满者，泻之于内，其始非不遽消，其后攻之，不消矣。其后再攻之，如铁石矣。此病虽不至如铁石，而正气久伤，终非易事也。

治中汤　五苓散

原注：以上皆理中加减法也。因记当年侍先生时，问理中之变换如何？曰理中是足太阴极妙之方。如以中宫之阳气不舒，用干姜者，取其散；少腹之阳气下陷，用炮姜者，取其守。其变换在大便之溏与不溏。湿甚而无汗者，用茅术；湿轻而中虚者，用冬术。其变换在舌苔之浊与不浊。此本方之变换也。设脾家当用理中，而胃家有火，则古人早定连理一方矣。设气机塞滞，古人早定治中一方矣。设脾家当用理中，而其人真阴亏者，景岳早有理阴煎矣。其肾中真阳衰者，加附子固然矣。其衰之甚者，古人又有启峻一方矣。此外加木瓜，则名和中，必兼肝病；加枳实、茯苓，治胃虚挟食。古人成方，苟能方方如此用法，何患不成名医哉。因附录之，以为用理中之法。

诸湿肿满，皆属于脾。因劳倦所伤，内湿与外湿，合而为一，郁于土中，致太阴之气化不行。治病必求其本，先以实脾法。

川附　於术　茯苓　陈皮　草果　大腹皮　乌药　木瓜　泽泻

诒按：案云实脾，而方中仍属温通之品，此非实脾正法也。

初起痞满，继增腹胀。脐突筋露，足跗浮肿，大便溏泄。此湿热内壅，中虚不化，势从下走也。用药最为棘手，且从口苦，舌红，小便短赤立方。

桂心　茯苓　猪苓　白术　泽泻　石膏　寒水石　滑石

诒按：此河间甘露饮也。用五苓以降湿，三石以清热。

咳而腹满，《经》所谓三焦咳也。苔黄干苦，卧难着枕，肢冷阳缩，股痛囊肿，便溏溺短。种种见证，都属风邪湿热，满布三焦，无路可出。是实证也，未可与虚满者，同日而语。

桑皮　骨皮　苓皮　蒌皮　大腹皮　姜皮　防己　杏仁　苏子　葶苈子　车前子

诒按：湿热壅盛，脾不输运，肺不肃降。故立方专用疏化，仿五皮、五子法。

中阳不足，寒湿有余。脘痞纳少，舌白便溏，脉细小。法当温化，即平为妙。

茅术理苓汤　加大腹皮　鸡内金　葛花　川朴

再诊　温化不足以消胀满，阳之虚也甚矣。重其制以济之。

茅术钱半　川附钱半　干姜钱半　党参三钱　肉桂七分　防风二钱　茯苓三钱　五加皮三钱　陈皮一钱

三诊　诸恙向安。仍守前法，以祛留湿。

川附一钱　桂枝一钱　党参三钱　生於术钱半　干姜四分　茯苓钱半

诒按：茅术改於术，想重浊之白苔已化也。此证纯以温化得效，所谓阳运则湿自化也。

隐癖日久，散而为臌。所以左胁有形作痛，大腹渐满，便出红色垢积，更兼脘中因食而痛，久吐痰涎带瘀。元气益虚，竟有不克支持之象。收散两难，洵属棘手。

香圆皮　人中白　桃仁泥　鸡内金　炙鳖甲　射干　牡蛎　川贝母　陈皮　砂仁　雪羹

诒按：《别录》谓，射干治老血作痛。

再诊　大便之红积已除，胃中之痰涎仍泛，大腹之胀满如此，何堪磨耐。

前方去陈　贝　加瓦楞子　延胡　丹参　鲜藕

原注：此癖散成臌，上下见血，分明有瘀。消瘀消癖，一定之理。无如此证元气大亏，不任攻消，又不可补，乃组织此化瘀化癖，不甚克伐之方。病虽减半，究属难痊。

素有隐癖，肝脾之不调可知。去年血痢于下，痞结于中，久未向愈。大腹胀满，溺赤舌黄，脉形弦细而数。湿热内聚，脾虚无力以消，极易成臌，毋忽。

归芍异功散　加川连　川朴　木香

另：枳实消痞丸，小温中丸。

诒按：立方稳实。惟归芍异功，似嫌补多消少。

胀者，皆在藏府之外，此病之胀，不从腹起，自足跗先肿，而后至腹。是由下以及上，因脾虚不能运湿，湿趋于下，尚在本经，肿胀及中，又属犯本也。肿胀之处，按之如石。阳气大伤，理之棘手。

附桂治中汤　加肉果　当归　防己　牛膝

另：肾气丸。

诒按：方中除防己外，无治湿之品。据证情论，似当兼参渗利。

隐癖僭逆中宫，脐虽未突，青筋渐露。势欲散而为臌。况大便时溏时结，脾气久虚，更属棘手。拟以攻补兼施法。

枳实消痞丸苓　参　姜　麦芽　草　枳　连　朴　术　夏加鸡内金　当归　鳖甲　白芍　牡蛎

诒按：此已成胀病矣，而中宫先虚，又难攻克。此等证，最费经营，而又最难得效。

头痛门

头痛，取少阳、阳明主治，是为正法。即有前后之别，不过分手足而已。

石膏　竹叶　生地　知母　甘菊　丹皮　黑栀　橘红　赤

芩 桑叶 蔓荆子 天麻

诒按：此头痛之偏于风火者，故用药专重清泄一面。

脉弦数大，苔厚中黄，头痛及旁。阳明湿热，挟胆经风阳上逆也。

大川芎汤^{天麻川芎合茶酒调散}防 薄 芎 辛 芷 草 羌 荆二陈汤 加首乌 归身 白芍

诒按：此亦少阳、阳明两经之病，但风阳既已上逆，似当参用清熄之意。乃合芎、辛、羌、芷，未免偏于升动矣。

高巅之上，惟风可到，到则百会肿疼且热。良以阴虚之体，阴中阳气，每易随之上越耳。

生地 归身 白芍 羚羊角 石决明 煨天麻 甘菊 黑栀 丹皮 刺蒺藜

诒按：此阴虚而风阳上越者，故用药以滋熄为主。

肢体痛门

肝居人左，左胁不时攻痛，甚则厥逆。左关沉小带弦，是肝气郁而不升也。右脉弦滑，舌苔薄白，喜饮热汤，又有痰湿内阻。当兼治之。

推气散合二陈汤

诒按：用推气散以疏肝郁，合二陈汤以治湿痰。竟如两扇题作法。

脉沉弦滑，腿骱刺痛，腰部酸疼，背脊作响，诸节亦然，舌苔白浊。风湿痰三者，着于肝肾之络也。

肝着汤合肾着汤^{姜 草 苓 术}桂枝汤

诒按：此证病在于络，当从经络着意。

遗精门

肾者主蛰，封藏之本，精之处也。精之所以能安其处者，全在肾气充足，封藏乃不失其职。虚者反是。增出胫酸，体倦，口苦，耳鸣，便坚等证，亦势所必然。然左尺之脉，浮而不静，固由肾气下虚，而关部独弦，独大，独数，舌苔黄燥。厥阴肝脏，又有湿热助其相火，火动乎中，必摇其精，所谓肝主疏泄也。虚则补之，未始不美，而实则泻之，亦此证最要之义。

天冬　生地　党参　黄柏　炙草　砂仁　龙胆草　山栀　柴胡

诒按：此三才封髓丹加胆、栀、柴胡。方与案，若合符节。

再诊　大便畅行，口中干苦亦愈，左关之脉大者亦小，惟弦数仍然，尺亦未静。可以前方增损。

三才封髓丹　加茯神　龙胆草　柏子仁

三诊　久积之湿热，下从大便而泄。然久病之体，脾肾元气内亏，又不宜再泻。当以守中法。

异功散　加白芍　荷叶蒂　秫米

四诊　大便已和，脉形弦数。数为有火，弦主乎肝。肝经既有伏火，不但顺乘阳明，而且容易摇精。精虽四日未动，究须小心。

三才封髓丹　加陈皮　白芍

另：猪肚丸 牡蛎　猪肚　苦参　白术

原注：此证拈定左关独大、独弦、独数，所以重用胆草、黑栀。直折其肝家郁火。俾湿热之邪，从大便而出。

金本制木。今木火太旺，反侮肺金，肺金尚受其克，则其吸取肾水，疏泄肾精，更属易易。此梦泄，咳嗽之所由来也。

三才封髓丹　加白芍　龙胆草

再诊　接来札，知所言梦遗者，有梦而遗者也。比之无梦者，大有分别。无梦为虚，有梦为实。就左脉弦数而论，弦主肝，数主热，热伏肝家，动而不静，势必摇精。盖肾之封藏不固，由肝之疏泄太过耳。

三才封髓丹　加牡蛎　龙胆草　青盐

三诊　叠进封髓秘元，而仍不主蛰。细诊脉息，左关独见沉弦且数。肝经之疏泄显然。

萆薢分清饮乌药　益智　菖　薢　草　去菖合三才封髓丹　加龙胆草　青盐

四诊　病已大减。仍守前法。

前方加白芍

原注： 病得萆薢、瞿麦而大减，是湿重于火也。

诒按： 首案遗泄、咳嗽并提，方凡四易，而未曾有一味顾及咳嗽。想以肝火为本，治其本而标病可置之耳。

梦中遗泄，久而无梦亦遗，加以溺后漏精。近日无精，而小水之淋漓而下者，亦如漏精之状。始而气虚不能摄精，继而精虚不能化气。

三才封髓丹　加蛤粉　芡实　金樱子

诒按： 此肾中精气两损之症，再合肾气、聚精等法，较似精密。

曾经失血，现在遗精，精血暗伤。当脐之动气攻筑，漫无愈期。肢体从此脱力，语言从此轻微，饮食从此减少。无怪乎脉息芤而无神也。病情如此，虚已甚矣。而舌苔腻浊，中宫又有湿邪。治须兼理。

杞子　熟地　芡实　楂炭　石莲子　当归　茯苓　金樱子　莲

须

另：清暑益气汤去术　泻　草

原注：此九龙丹也。吴鹤皋云：主治精浊。

再诊　前方小效，小变其制。

九龙丹　加於术　半夏　茯苓　陈皮　五倍子

煎送威喜丸

诒按：阴虚而挟湿邪，最难用药。须看其两面照顾处。

白浊久而不痊，以致肾失封藏，梦遗更甚，少寐少纳，面痿脉小。

九龙丹合天王补心丹

另：猪肚丸。

原注：膏淋，有便浊、精浊两种。便浊，是胃中湿热渗入膀胱，与肾绝无相干。精浊，牵丝粘腻，不溺亦有。是肾虚，淫火易动，精离其位，渐溃而出。治宜滋肾清心，健脾固脱。

九龙丹方中，杞、地、归滋阴以制阳；樱、莲、芡涩以固脱；石莲子苦寒清心，心清则火不炽；白茯苓甘平益土，以制肾邪；尤妙在山楂一味，能消阴分之障。

前一案，气虚挟湿热，故合清暑益气。后一案，心火挟湿热，故合补心，猪肚。

气虚不能摄精，精虚不能化气。所进饮食，徒增痰湿。

六君子汤　加菟丝饼　炮姜炭　韭菜子

原注：纯从脾藏气虚立案。

诒按：案语简洁老当，方亦周到。

小便门

阴虚之体，心火下郁于小肠，传入膀胱之府。尿中带血，时作时止，左脉沉数，小水不利。

生地　木通　甘草　竹叶　火府丹

另：大补阴丸。

诒按：此用导赤散合火府丹，以清心火，即用大补阴丸以滋阴，虚实兼到。

《经》曰：胞移热于膀胱，则癃、溺血。又曰：水液浑浊，皆属于热。又曰：小肠有热者，其人必痔。具此三病于一身，若不以凉血之品，急清其热，迁延日久，必有性命之忧。

导赤散合火府丹　加灯心

又丸方：固本丸合大补阴丸，猪脊髓丸，加萆薢。

诒按：火甚者，阴必伤。火清之后，随进丸药，以滋其阴。

膏淋、血淋同病，未有不因乎虚，亦未有不因乎热者。热如化尽，则膏淋之物，必且下而不痛，始可独责乎虚。

大补阴丸　加瓜蒌　瞿麦　牛膝　血余

诒按：议论隽爽，方亦切实。

再诊　所下之淋，薄且少矣，而当便之时，尚属不利，既便之后，反觉隐痛，肢膝不温，脉小弦，唇红嗌干，热未全消，虚已渐著。

瓜蒌瞿麦去附汤　加麦冬　萆薢　黑栀　猪脊筋

诒按：便后隐痛，膝冷，嗌干，皆虚象也，似当兼用滋养。

曾患淋证，小便本难，近来变为癃闭，少腹硬满，小便肿胀，苔白不渴，脉小而沉。下焦湿热，被外寒所遏，膀胱气化不行，最为急证，恐其喘汗。

肉桂五苓散　加木香　乌药　枳壳

另：葱一把，麝香三厘。捣饼贴脐。

诒按： 此温通法也。惟由淋变癃，气分必虚。补中益气等法，亦可随宜佐用。

泄泻门

飧泄不由乎胃滞，即系乎阳弱，此乃兼而有之。脉迟，嗳腐，脘痛。

附子理中汤合二陈汤　加川朴　吴萸　防风

诒按： 嗳腐脘痛，食滞颇重，拟去二陈，加神曲、砂仁、蔻子。

下利转泻，肾病传脾。脾因虚而受邪，温化为宜。

理中汤合四苓散　加陈皮　防风　伏龙肝

诒按： 由利转泻，或有因湿邪未尽者。方中用四苓、伏龙肝，即此意否。

发热之余，腹痛便溏，表邪下陷也。

小柴胡汤　加白芍　木香　茯苓　泽泻

诒按： 此时邪下陷之证。

大便门

脾虚不能化湿，焉能统血。血杂于水湿之中，下注不止。

茅术　地榆皮　槐花炭　郁金

再诊　无毒治病，不必愈半而不取也。仍服原方可耳。

原注：此茅术地榆汤。其人便血，挟水而下，已及半载，人不困惫而面黄。大约湿热有余之体。此病两帖愈半，四帖全愈。

诒按：审证的确，用药精当，有以匙勘钥之妙。

肠澼便血，时重时轻，或痛或否，脉形细小，饮食少。此虚也，恐增浮喘。

归脾汤　加荠菜花　荷叶　秫米

诒按：此补脾摄血之正法也。稍加和胃之品，如广皮、砂仁辈，更为周密。

便血之前，先见盗汗，盗汗之来，由于寒热。寒热虽已，而盗汗、便血之证不除，脉小而数。气阴两虚之病也。

归脾汤去桂圆　加丹皮　山栀　地榆　桑叶

诒按：此证营分中必有留热，宜于清营一边着意。但顾其虚，犹未周到。

阴络伤，则血内溢。为日已久，阴分固伤，阳分亦弱，而身中素有之湿热，仍未清楚。恐增浮喘。

大熟地　伏龙肝　阿胶　白术　赤小豆　附子　黄芩　炙草　当归　地榆炭　乌梅肉

诒按：此《金匮》黄土汤加味。阴阳并治，而兼清湿热。立方颇为周到。

湿热伤营，腹臕便血，久而不愈。左脉细涩，右芤、寸大尺小，加以浮肿。气分亦虚，不但不能摄血，而且不能清化湿热。防喘。

黄土汤^{附 胶 芩 土 草 地 术}加大腹皮　桑皮　五加皮　党参　槐花

原注：原方之妙，附子扶脾之母；黄芩清肝之热；熟地滋肾之阴；白术培脾之本；阿胶凉血之热。各藏照顾，非仲景不能作也。

诒按：增入之药，亦能与病机恰当。

红白痢变为便血，当时血色尚鲜，后又转为紫黑，或带血水，而不了结。暑湿深入营中，气虚无力以化，降而不升也。

驻车丸归 姜 连 胶 加广木香 党参 甘草 伏龙肝 荠菜花

诒按：此证血分中有留邪，尚宜参用和血之品。

再诊 血虽渐止，气犹降而不升。

补中益气汤去陈皮合驻车丸 加赤芍 伏龙肝

痔疾、下痢、脏毒三者，皆属下焦湿热为患。

地榆散合三奇散芪 防 枳壳 加广木香

诒按：立方精到，拟再增银花、丹皮。

大小便易位而出，名曰交肠。骤然气乱于中，多属暴病。此症乃久病。良由瘀血内阻，新血不生，肠胃之气，无所附而失治，故所食之水谷，悉从前阴而出。所谓幽门者，不司泌别清浊，而辟为坦途比之交肠证，有似是而实非者。此时论治，主以化瘀润肠。必大肠之故道复通，乃可拨乱者而返之正。

旋覆花 猩绛 葱管 归须 首乌 柏子仁 荠菜花

另：旧纱帽一只，炙灰。每服一钱五分，酒下。

原按：纱帽一，发漆胶粘而成，其亦取通瘀之意耶！

诒按：论证用药，均有巧思，特未知效否何如？憶喻西昌《寓意草》中，所载姜宜人交肠病，与此相似，特病原有虚实之异耳。学者当参观之。

虫病门

阳络曾伤，阴气素虚，更有湿热郁于营分，日久生虫，扰乱于上中下三焦。以致咳嗽喉痹，恶闻食臭，起卧不安，肛部不舒，舌质深红，其苔黄浊。即仲景所谓狐惑病是也。久延不愈，即入劳怯之途。

川连三分　犀角三分　乌梅五分　人中白一钱　百部一钱　丹皮一钱半　甘草三分

诒按：读《金匮》狐惑病一节，此证之原委乃明。

脘腹作疼，满腹苦热，初起得食则痛，继而不食亦痛。此肝胃不和，湿热生虫之状。

乌梅丸　加青皮　白芍　金铃子

诒按：初起得食即痛，得无兼有食积否？

再诊　服前方，脘腹之痛而苦热者，时作时止，止则右胁下必有一块攻筑。是属蛔未安也。

旋覆花汤合金铃子散　加杏仁　雷丸　榧子

诒按：蛔未安者，似宜仍用乌梅丸。此则因右胁攻筑，故用金铃子散以泄肝耳。

湿热挟风，生虫作痒，有似攻注之形，无处不至，难治之证也。

獭肝一钱，磨。开水冲服。

再诊　攻注有形，而不攻注时无迹。湿热风虫，踞于痰中所致。

推气散桂心　姜黄　枳壳　草加白芥子　橘红　羌活　獭肝　竹油

另：《医通》沉香化气丸竹油　姜汁　参　辰砂　沉香　大黄　黄芩　术　六曲

诒按：獭肝治虫，法本《千金》。惟案中所云：攻注有形，无处不到。究竟或在肢体，或在腹里，均未叙明，无从揣测也。

人之涎下者，何气使然？曰胃中有热则虫动，虫动则胃缓，胃缓则廉泉开，故涎下。

黄连丸 诃子 龙骨 连 荑 木香 合乌梅丸

诒按：方案俱高简稳实。

曹仁伯医案

目 录

风　温

　　蒋（西城桥）　病经六日，身热不随汗解，头犹痛，风犹畏，口已干苦，苔已黄色，便溏溺赤，更见昏昏不爽，胸闷恶心，疹点夹斑似出，风温郁热，欲达而不能畅达也。乘此昏变，不能不早以虑之。

　　葛根解肌汤加前胡　木通　淡芩

　　又：辛凉解散后，大汗遍身，斑疹齐出，头痛畏风随之而愈。在表之邪，从表而出，表气和矣，未始不美。无如在里热邪，布于三焦，聚于阳明，正属不少，肌肤蒸热，舌苔干黄，胸前痞闷，便泄溺黄，脉形弦数，尚恐反复。

　　黄连解毒汤加淡豉　花粉　芦根　连翘　牛蒡　茅根

　　又：热邪深入营中，虽解其毒，未杀其势，须防液涸而昏。

　　犀角（一钱）　鲜生地（一两）　丹皮（三钱）　川连（七分）　赤芍（一钱五分）　淡芩（一钱五分）　黑栀（一钱五分）　川柏（五分）　连翘（一钱五分）　竹叶（三钱）　芦根（一两）

　　文（塘市）　头痛太阳伤风之症，半月有余。不能使其寻路而出，其邪郁矣。郁则不但病于本经，往往传入阳明之界，变为身热无汗畏风，苔白，是已传入阳明，未离太阳之候，窃恐再传。

　　选奇汤　加葛根　枳壳　桔梗　陈皮

　　牛（关上）　病经六日，述已经大汗而身热不退，头痛节酸，舌苔尚白，口已干苦，痞闷按痛，耳聋溺赤，脉紧而数。此系温邪夹湿，招风以起，夹食难消，其势正在张皇，每多传变。慎之。

227

葛根　黑栀　豆卷　橘红　薄荷　葱白　淡豉　生草　川朴
枳实　滑石

又：进前剂，热退身凉，邪已解矣。然散而留者，舌上白苔，变作嫩黄之色，口鼻干燥，神倦妨食，溺黄脉数，清化为宜。

温胆汤加花粉　谷芽

许（渡僧桥）病经七日，头体皆痛，蒸热少汗，不食恶心，胸闷烦逆，口中干苦，白苔满布。温邪内伏，从此昏昏不爽而变，不能不早以虑之。

达原饮加葛根　羌活　柴胡

又：达原之后，病从战汗而解，此方之灵，于郡中者鲜矣。然白苔转黄，黄者里有伏邪未尽，所以脉静身凉，口干咽痛，容易发作，不能不虑。栝贝养营法主之。

栝贝养营汤去苏叶，加甘草

又：栝贝养营汤后，自云无病矣。然脉虽虚，口尚干燥，津液未润之候。养营一法，在所必需。

瓜蒌皮　白芍　知母　花粉　川斛　麦仁　甘草

又：募原余邪，复瘀到胃，舌苔薄白，漾漾恶心，肤热形寒，头胀节疼，乘其势而开泄之。

葱豉汤加枳实　栀子　厚朴　二陈去甘草，加蒌仁

又：肤热不能得汗而退，舌苔白腻，口中干苦，腰痛头痛。募原伏邪，又属张皇之候。防变。

小柴胡汤去参，加草果　赤苓　陈皮　爪蒌仁　枳实　桔梗

又：病情如昨，舌上之白苔化作嫩黄，脉来不浮不沉而数，身热少汗，口仍干苦，烦热不寐。提化为主，如不战汗，必变端。

柴胡　黄芩　花粉　赤芍　知母　陈皮　川连　黑山栀　赤苓
甘草　葛根　竹茹

又：昨日病情又从战汗而解，舌上之苔，仍未化清，口干溺短，神倦。清理余邪为要。

花粉　归身　白芍　陈皮　甘草　谷芽　茯苓　川斛

又：白苔已化，眼易花，头易胀，口易干。余火未清，清之为要。

川斛　花粉　陈皮　甘草　茯苓　丹皮　白芍　麦冬　谷芽

另：水泛六味丸、资生丸。

温　毒

谢（琢诊，北码头）　咳伤血络，继以寒热自汗，月余不解。昨日齿衄火出，肤布紫斑，口中干苦，小溲短赤，胸痞。胃本有热，又受温毒，两阳相搏，血自沸腾，非清不可。防昏。

黄连解毒汤合犀角地黄汤加玳瑁（三钱）　青黛（五分）

又：（师转）　已进解毒法，青紫之斑更多于昨，紫黑之血仍盛于今。身之热、口之臭、便之黑，种种见症，毫无向愈之期。温毒之伏于中者，正不知其多少，然元气旺者，未始不可徐图。而今脉息虽数，按之少神，深恐不克支持，猝然昏喘而败。

犀角地黄汤加制军（一钱五分）　归身炭（一钱五分）　玳瑁（三钱）　人中黄（一钱五分）　芥茶（五分）

又：（琢转）　青紫之斑，布出更多，紫黑之血，尚涌于齿，口舌糜烂，口气秽臭。温毒之极重极多，不可言喻，大清大化，本非难事。无如脉之无神者，更见数促，神气更疲，面青唇淡，一派无阴则阳无以化之恶候。古云：青斑为胃烂，此等证是也。勉拟方。

鳖甲　归身　甘草　雄黄　天冬　生地　洋参　元参　青黛

师加碧雪（五分调入）。

暑 温

姚（常熟） 恶寒无汗之下，身热不除，甫经三日，神气渐昏，不知人事，面垢遗尿，谵语时甚致肢动头摇，气急痰声，口干苔剥，脉弦滑数，左右无神。暑先入心，亦必伤气，都被冷风外遏，袭入手足厥阴，有进无退，骤变之形已露，奈何奈何！勉拟方以尽医力。

薄荷（七分） 滑石（三钱） 生草（四分） 羚羊角（一钱五分） 当归（一钱五分） 芍药（一钱五分） 细生地（四钱） 川芎（五分） 防风（二钱） 茯神（三钱） 远志（一钱五分） 竹沥（一两） 石菖蒲汁（一钱） 杏仁（三钱） 川贝（三钱）

另：藿香正气（四钱入煎） 安宫牛黄丸（八分）

又：头之摇、肢之动、言之乱、神之昏，患在手足厥阴者皆有和意；且面垢时笑，循衣摸床等象，亦能递减，似属佳兆。然十分病仅衰一二，而身有微热微汗，胸次不舒，得汤如噎，舌苔灰腻，口中干燥，自云心内干热，大便旁流，矢气下转，脉弦滑数。暑风湿热痰食交阻之邪。布于三焦者，正属不少，必须凉膈清心以分其势，再论吉否。

桔梗（一钱五分） 连翘（一钱五分） 制军（二钱） 生草（五分） 薄荷（五分） 黑栀（一钱五分） 归身（一钱五分） 羚羊角（七分） 远志（一钱，去心） 茯神（三钱） 竹沥（一两，入姜汁二匙，冲） 白蜜（五茶匙，同煎） 石菖蒲（一钱五分）

又：汗收加热，舌尖光红，脉来弦数，尺部软弱，痉象略重，此暑伏营中，暗伤津液，似疟而作也。尚恐热极变端，必须天明以前微汗而解为正。

犀角（四分）　丹皮（一钱五分）　川贝（三钱）　茅根（一两）　鲜石斛（一两）　鲜生地（一两）　花粉（一钱五分）　桑皮（钱半）

又：左脉稍和，右仍数滑，风之动者虽轻大半，而心包部分，尚属若明若昧，身热微汗，黄昏则剧，小溲频数，肢体易痉，舌苔灰浊，胸脘不舒。显系手足厥阴之邪，欲归阳明中土，土中之暑邪湿热，结秘不开，气皆受病也。病在险途，未便小安为慰。

川连（七分，酒炒）　淡芩（一钱五分）　川黄柏（七分）　茯神（三钱）枳实（五分）　桑叶（二钱）　丹皮（一钱五分）　木通（四分）　黑栀（二钱）全瓜蒌（六钱）　川贝（三钱）　竹叶（一钱）　荸荠（四枚）　海蜇（一两）万氏牛黄清心丸（四分）　西瓜汁

又：今日神气又清于昨，呼吸之气亦和于前，似属佳兆。然身热似疟，小便频数等症，不一而足，且舌尖深红，邪虽渐化，阴液大伤，非所宜也。

川连（五分）　黑栀（一钱五分）　中生地（五钱）　麦冬（一钱五分）车前（三钱）　桑叶（一钱五分）　竹叶（三钱）　淡芩（一钱五分）　丹皮（一钱五分）　瓜蒌（三钱）　元精石（二钱）　茯神（三钱）　牛黄丸（四分，茅根汤下）

又：小便频数等症，霍然而愈，毋庸论矣。就脉数，左小右大，舌尖稍红，口中干燥，夜频少寐，神亦少慧。阴虚邪恋之时，又值立秋大节，小心反复。清化余邪之法，参入养阴之中。

中生地　枣仁　茯神　知母　丹皮　杭菊　石决明　花粉　淡芩　青蒿　元参　珍珠粉

又：神明已出，肢体更疲，言语亦觉无力，脉平而带小数，少寐妨食，舌色尖红，口时干燥。病渐退，正益虚。仿七虚三实例，

拟甘寒除热法，仍不出暑邪调治之范围。

参叶（五分）　甘草（三分）　麦冬（一钱五分）　大生地（五钱）　川斛（三钱）　石决明（七钱）　花粉（二钱）　茯神（三钱）　羚羊角（一钱五分）　谷芽（三钱）　茅根（一两）　灯芯（十根）

张（长兴）　失血之体宜补，前病之后，元虚不复亦宜补，正在虚则补之之候。小有寒热，虚更甚矣，尤宜大补。然脉形细小而按其至数则数，察其形象则滞，加以寒热分争，争于午后，胸前痞闷，舌苔满白，口中干腻，小溲色黄，大便或溏，咳嗽时作，头痛体酸，一派暑邪内伏，出入于少阳、阳明之界，又须提化时也。斟酌为宜。

小柴胡汤合温胆汤加旋覆花　杏仁

怪　病

朱（太湖上）　怪病。

礞石滚痰丸（一钱五分）

又：痰从滚法滚之，则随气升降，据述轻矣。然其所以不能速愈之故，或因气郁不宣，痰虽欲滚而不能全滚，也未可知。

半夏厚朴汤　煎服，送礞石滚痰丸（一钱）

风　热

中州宦者席公来书悬拟方：

风胜则浮，热胜则肿，浮肿二字俱全。断为风热，非杜撰也。

浮肿之势，起于两颐，延及咽喉，又及牙肉颈项，颜色转红，饮食不便，有如噎膈之形，病情之有加无已，风热之无路以出，不言而喻。惟其如此，病无中道而立之理，势必益造其偏。风热之邪，阳邪也，阳邪从阳而亲上，所以肺热叶焦，则生痿躄，手足不能举动。然犹未也，大筋软短，小筋弛张，软短为拘，弛张为痿。且至颈背强几几然矣。其俯仰之常病之形于外者，可云苦矣，而不知邪已更形于内，俾得喉主天气，咽主地气，出纳之所，勃然加肿，妨碍饮食，几乎闭而不通，欲作喉痹也。喉痹之症急，痿躄之病缓，缓者已得清滋而渐缓，急者亦须清化而不急。盖喉痹痿躄，无一而非风热，亦无一而非风热伏于肺胃两家，累及于三阳经络也。然乎？否乎？姑拟许氏方主之，以备采择。

杵头糠（三钱，包） 薄荷（二分，后入） 桑皮（一钱） 羌活（五分）
羚羊角（七分） 牛蒡子（三钱，炒研） 淡豆豉（三钱） 大生地（三钱）
绵黄芪（一钱） 白蒺藜（三钱，去刺）

肺　痈

杨（上塘） 咳嗽臭痰，口中辟辟燥，胸前隐隐痛，已经半载有余。脉形虽然变小而数疾有力，肺痈之根底不清，不宜再延，延则声音渐烁，反成肺痿，不可救药也。近来气息短促，肺金不能当令而旺，更恐其喘。

芦根　苡仁　杏仁　冬瓜子　地骨皮　青黛　蛤壳　桑皮　川贝（去心）

紫云风

孙（常熟） 紫云风后上病于牙关，下病于腿骱，能溃而不能敛，元气因虚，余毒又走下，腿骱中强痛不和，脉弱色痿，神倦妨食，自汗嗌干心悸。虚证百出，必须大补。

鹿角胶 黄芪 党参 归身 熟地 肉桂 生於术 白芍 炙草 陈皮 茯神 河车（炙，一钱五分）

喉痹

"握别以来，瞬更裘葛，每怀雅度，时切神驰。比维道履安和，顺时晋吉以颂慰。弟寄迹栖山，将届一载，公私历碌，无善可陈。大小女入夏以来，喉间常时作痛，近更生有白点，饮食难进，是否应归内治，抑系外用敷药。此间又无名医诊视，殊难测其是何症候。伏乞酌拟方药，交存（敝室）转寄。素承关爱，定不以琐事见却也。专此布悃，即请时安，合吉不尽。"李鸿钧

所言大令爱入夏以来，喉间时常作痛，近更生有白粒，饮食亦多不便云云，似属喉痹。喉痹之证，自古已然，于今为甚。数年前狂风毒风，日夜交作，霍乱之余，变为此症。浙江安徽二省，处处患之，皆不外阴虚多火之人，一有新风，郁热便起，咽喉梗痛，色兼红白，有如花驳之形，或咳嗽音烁，或腹胀妨食，胸前之闷，或重或轻，始而尚如实证，后来变作阴虚，归入痨病一途，最为扼腕。今大令爱尚在初起之时，不系乎新风，即关乎郁热，宜散宜清，悬而拟之。附方于后，以备采择。

桔梗 连翘 元参 生草 薄荷 川贝 淡芩 牛蒡 马勃

另：碧雪丹

舌

侯（上海）　舌乃心之苗，其所用事者包络，所主相火，升之于舌，舌自作疼。痛经百日之久，津液暗伤，舌色光绛而不生苔，甚至相火自戕根本。两目昏眩，右关脉息弦数，左寸关部更甚，恐其不愈，将口糜接踵而至。

生地　天冬　生甘草　黑栀　元参　西洋参　淡竹叶　柏子仁　远志肉　羚羊角　木通　川连　赤苓　丹参　当归

又：舌痛已除，苔还不生，水亏火旺，宜养宜清。近日冒风咳嗽音烁，权以化法。

泻白加杏仁　前胡　荆芥　通草　甘草　桔梗

接服方：三才（参用洋参）　导赤　元参　丹参　柏子仁　川连　阿胶　茯神　藕　另：天王补心丹、朱砂安神丸。

咳嗽吐血

倪（府前街）　两胁不舒，劳则失血，又兼上升之气，无端而出之于口，或作咳而乘之于肺，甚则气行血亦行，气止血亦止。其为气也，至大至刚。似属古语云：上升之气，自肝而出，中挟相火。然则两胁属肝，初病在肝，而今亦未出乎肝。肝者，将军之官，其性本刚，刚则柔克。非柔不和一语，本为治肝而设，不能不宗之，以防其陡然上冒。

大熟地（五钱）　磁石（三钱）　青铅（一两，打）　羚羊角（一钱五分）苡仁（一两）　侧柏叶（三钱）　川贝（一钱五分，去心）　秋石（三分）　藕节炭（三钱）

又：血之冒势已平，而咳痰之中尚兼血色。气未降，血易升，势所必致，未便以小安为慰。

天冬　熟地　旱莲草　青铅　龟板　秋石　川贝　沙参　侧柏炭　苡仁　磁石　藕节炭

陈（嘉兴）　上失血，下漏疡而患咳嗽，未有不从阴虚而得。

六味加沙参　麦冬　川斛　川贝　陈皮

徐（三乡庙）　脾为生痰之源，肺为贮痰之器。咳嗽久而未轻，晨起更重，所吐之痰，稠稀不一，舌苔薄白，脉息小弦。欲清贮痰之器，庶必先绝生痰之源。然乎？否乎？

六君加麦冬　苏子

吴（嘉兴）　卧不能正偃，正偃则咳甚而息有音。肺胃二经，皆作贮痰之器，然非一朝一夕如此，恐难取效。

苏子降气

严按：此肺咳也，《内经》肺咳之状，咳而喘息有音。

又：痰饮久踞，外易招邪风，内易动阴火，一招一动，咳嗽必剧。然邪风外感，必有外感见证。据述所见之症，毫无外感情形，反有阴火内动之象。盖所见咳嗽，日间本轻，夜亦不为遽重，每至寅时而剧。夫寅时气血注肺之时，肺经贮痰，其气已塞，此时气血一注，其气更塞。塞则咳多嗽少，加之以呕逆恶心，涕唾随之，重之于火升面红，喷嚏而呼吸短促，呀呷有声，岂非火逆上气，咽喉不利，肺咳之状，咳而喘息有音，都被痰饮所动乎？如是者有年，其中寒热温凉、补泻通塞，竟无见长之药，而欲一举两得，收劳于朝夕者，断无是理。

苏子降气合麦门冬汤加竹沥　风化硝　白芍　紫菀

周（濮院）　脉数而涩，阳络频伤之后，咳呛少痰，胸膈痞闷，喉痒干渴，少纳便结。酷暑内郁，化火伤阴，肺失清肃也。不宜久延，延则成损。损之所致，有外邪也，与本来劳怯者有间。燥令大行而遇此症，当以西昌法。

清燥救肺汤去麻仁，加羚羊角　川贝

又：进西昌法，咳呛稍轻，纳食少加，药之的对病情也可知。然咽嗌常干等症，尚未向衰，燥与火邪正甚，加味用之为要。

前方加花粉　鲜生地

丁（福山）　肝火上冲于胃，胃家所积之血，从此而出，频发频止，每易归入损门。慎之。

二至加白芍　炙草　忍冬藤　龙胆草　苡仁　枇杷叶　茅根

另：金银花藤，干剪草（二味熬膏）

马（无锡）　咳嗽久而已缓，尚易吐血，右关脉数且急，阳明伏热使然。

犀角地黄汤　枇杷露

陈（虎丘）　小有寒热之余，咳嗽气喘，痰血，少纳，盗汗，神疲。想是劳倦体质，无力化邪，恐其喘甚汗多。

清燥救肺汤去麻仁，加炙草　阿胶　川贝　玉竹　茅根

吴（横泾）　培养脾肺，兼化火邪，夜来得寐，而其所患咳嗽减矣。然减不足言，尚形咳逆，吐出咸痰，喉痒口干，胸闷脉数，将泻白散加味用之。

泻白加二母　桔梗　淡芩　枇杷露

朱（海宁）　咳嗽脉数，左关浮大，风邪深入肝经，化火伤肺也。咽痛音烁嗌干，恐其成损。

补肺阿胶加泻白　二母　蛤黛　羚羊角

徐（枫泾）　去秋失血，其咳尚轻。惟冬间一咳，已交初夏加剧。音烁于上，便溏于下，能食无力，或咽痛，或嗌干。想劳倦伤脾，不能制湿于中，焉得生金于上，防损。

诃子肉　通草　桔梗　甘草　茯苓　地骨皮　桑皮　苡仁　川贝　麦冬

奚（湖州）　咳嗽失血，一月有余不断。究恐喘冒，勿以缓而忽之。

四生去艾，加泻白　二母　枇杷露　茅根　忍冬藤　旱莲草

周（顾山）　阳络频伤，血皆红色，此时吐者遽述粉红。粉红之血，营卫虚也。虚则不能摄血，血脱之于外，势所必然。

归脾（用丹参）　苡仁　枇杷露

又：血有所归，今日止矣。然右脉芤大，尚属气分大虚，不能摄血之象。血脱益气之法，正为此等证而设，当取之。

归脾汤

吴（横泾）　阳络频伤，咳嗽咽痛，脉形细数，神倦少纳。积损成痨，阴火已冲之象。

六味合生脉　加百合

张（乐荣坊巷）　咳嗽一爽，经络之精夜润矣。润则所留之瘀血，从此而出，胸前闷痛，从此而轻，岂非美事！但漏疡日久，阴气下泄，阴火上升，肺金仍受其刑。脉形细数，口舌干燥。一损损于下，自下而损及于上之形，未有艾也。欲卜其旋元吉，未许稳成。

六味合四阴　加黄明胶　二母　枇杷露

陆（嘉兴）　咳嗽未止，胸闷先开，膹郁之属于肺者，已有清肃之机。然虽得其机，尚不能作贮痰之器，亦不能竟为生水之源，此咳嗽嗌干所以不能即愈也。清燥之品已有余，救肺之味还不足。

清燥救肺加大生地　花粉　川贝

裴（海门）　形寒伤肺，传入大肠，咳嗽于上，外疡于下，久而不愈，音烁嗌干，脉形弦紧带数。所谓一损损于肺，此症是也。

川芎　枳壳　四物　紫苏　紫菀　杏仁

又：得汗则咳嗽自松，然所达之邪，不足以尽其病，前方加减可也。

前方加麦冬　甘草

郁（长安）　时病中之咳嗽失血，经年未愈，加之以寒热，重之以盗汗，脉弦而数，肌肉暗削。积虚成损，恐至积损成痨。

当归六黄合四阴去草、芩，加川贝　生蛤壳

彭（通州）　咳嗽已经四载未瘥，然亦无大害，惟深秋病剧之余，常难脱体，轻则生痰，重则动血，胸或痛，口多干，脉形涩数，是肺病也。不宜再延，延久恐成一损。

清燥救肺去石膏麻仁，加丝瓜络　川贝　花粉

原注：此元气已虚，又经炎热之蒸灼，复伤其气，所以至秋而发咳也。

金（嘉兴）　脉数，右部中按弦大，左部沉按细急。细急者，阴伤也；弦大者，伏邪也。阴伤则热，伏邪亦然。左右之至数，自然见数。据述去春咯出纯血，或带紫红之液，喉间从此黏痰，面部从此火升，口干津不到咽，亦从此而间作。肺胃两经，毫不介意；孰知二经一病，内热熏蒸于上，毛窍常开于外，或风或温，容易乘虚而入，阳络重叠受伤，秋间犹可，冬令加剧。然则伏邪之化热伤阴见证，而非阴虚不足，自内以生之弱症也。阴既伤矣，不能不养，邪热之伏留阳明，不能化尽，究属此病之根，不能不以清热为主。

忍冬藤　麦冬　川贝　知母　阿胶　地骨皮　石斛　花粉　枇杷露

仲（上津桥）　寅时气血注肺，肺受气血之注，相传更属有权，清

肃行矣，而反咳嗽喉痒，嗌干气逆，溺微黄，胸微闷，何气使然？曰：风温失血，得清凉而止。而风温之邪，尚恋肺经，一被气血所注，壅塞不通，此咳嗽等症，独甚于斯故也。白为肺色，泻白即所以泻肺，泻肺者泻肺经所恋之风温也。

加味泻白散去参，加川贝花粉　银花露

陈（崇明）　咳伤血络，络伤之后，咳久不除，咳之所以不除，都为络伤也显然。然积虚成损，积损成痨，无怪乎脉形细数，内热蒸蒸，神昏言微，不耐炎蒸，已露一斑矣。速速退归林下，扶过三伏再商。

玉竹饮子加麦冬　丹皮　青铅　阿胶

沈（王江泾）　咳嗽半载，寒热经月，苔白口腻，干不多饮，痰不畅出，小溲色黄，脉形弦细。此系阴虚受风，久而不化，又患以暑，病情加剧也。伤风成痨，伤暑成瘵。痨瘵之根，最难下手，而况阳络新伤，更难取效。

清燥汤去苍术　加杏仁　旋覆花　紫菀　枇杷露

诸（无锡）　脉数右部涩小，左太浮弦。咳嗽两月有余，不独上伤阳络，且兼结肿肛门，便难口燥，显系阴亏之体，不耐燥气加临，肺气自戕，传及于肠，极易成损，速以食色之性慎之。

清燥救肺加大生地　羚羊角　花粉　川贝

陈（木渎）　阳络重伤，咳无虚日，且咳呛连声，痰始一应，往往盛于五更，肝火刑金，水亏所致。近来大便易溏，亦在五更之候，脾阳下陷，不问可知。阳陷者必须温而升之，水亏者又须清而降之，病在用药两难之际，必须斟酌。

六味合参苓白术散　百花膏

又：温升与清降并行，上下之见症无一不和，各得其所也。大妙。所嫌左关一部之脉，弦虽当令，过大过急，肝阳内旺，肾水暗虚，养肝之法，合入前方。

照前方去桔梗，加牡蛎

朱（王场河头） 多气多血，莫甚于阳明。胃府每以下行为顺，兹乃逆而上升，血之盈盆盈盏，皆被气之上升，多且久矣，久则难免郁而为热，喉痹失音于上，当脐作痛于中，痹则恐其妨食，痛则更虑其喘厥。脉形细涩而数，中沉两按皆属有力，因病致虚，理之棘手。

芦根　丝瓜络　苡仁　牛膝　冬瓜子　雪羹汤（荸荠　海蜇）

陈（萧家巷） 疟后中脘痞坚，得食则胀，加以咳嗽鼻衄，苔白舌红，血中壅热，气分多痰，非痨即臌之根。速为医治。

雪羹合泻白散　加杏仁　茯苓　茅花　枇杷叶

又：气者，血之帅也，气行则血亦行，气滞则血亦痹。阳明之气失其下行，阳明之血亦从此内痹。痹之既久，又郁为热，虽从咳嗽痰血分消，不足以泄其势，瘀塞于回肠曲折之处，当脐作痛，扪之觉热，二便不利，左足之经筋有时抽痛，脉来涩数，按之有力，肠间有壅塞成痈之象。将《金匮》法参入前方。

制军　丹皮　冬瓜子　桃仁　丝瓜子　苡仁　玄明粉　败酱草

哮　喘

何（通州） 肺为贮痰之器。痰中有火，毛窍常开，风邪易感，哮喘时作。作则降气为先，盖以肺虽贮痰，而其所主者气也，气降则痰降，气升则痰升。

苏子降气汤　杏仁

另：指迷茯苓丸　礞石滚痰丸

钱（荡口） 咳嗽哮喘，正在窃发之际，脘腹胀满，皮肤浮肿，四肢逆冷，脉息细小，舌苔白腻。元阳不足，肺本虚寒，外不耐风邪，内不耐浊气，交相为患也。恐其塞厥而败。

苏子降气去夏草，加防己 茯苓 冬术 川附 杏仁

金（猛将衔） 咳嗽而兼呀呷有声，哮喘病也。当发之时，宜治其上。

苏子 橘红 半夏 归身 人参 乳香 白果 杏仁

王（吴江） 哮喘本宜辛降，而大便久溏，虽利乎辛，不利乎降。

二陈 桂枝 桑皮 淡芩 杏仁 白果

孙（枫泾） 脾为生痰之源，肺为贮痰之器。夫脾属土，健运者也；肺为金，坚刚者也。何以有生痰贮痰之患？而不知两经虚者，各失其体，所进饮食，不能运化气血，陡变为痰，一有风邪外束，呀呷有声，上喘自作，以昭肺病，不独平日之脾虚痞胀而已。然此时哮病不作，从痞立方为要。

茯苓丸 冬术 杏仁 橘红 鸡内金

程（枭桥） 形寒饮冷则伤肺，所贮之痰，因此而动，动则呀呷有声，卧难着枕，哮喘作焉，愈发愈勤，甚至生痰之源，源源而来，已昭肾气下虚，不独肺病而已。现在右脉滑大，标病为急，宜先治之。

三子养亲合苏子降气去归、桂，泻白 冬瓜子 杏仁

金（嘉兴） 痰饮内留，最为咳嗽之蒂；老痰内伏，又为哮喘之根。哮喘多年，时发时愈，今岁更勤，即咳嗽之症，亦无全愈之日。痰饮老痰，一在于肺，一在于脾，脾肺两经，比之往时则弱，弱则痰饮老痰之窍踞者，毫无向化之期。培养脾肺，最为此症要药，然独治其本，而未及其标，现在属标病者，痰饮也。咳嗽见于老痰哮喘之余，正须着眼治之，以使苟安，未识是否？

茯苓丸加旋覆花　桑皮　紫菀茸　杏仁　白果

发哮时服苏子降气汤

韩（南壕）　肺为娇脏，不耐邪侵，若有热伏于中者，则毛窍常开，风邪易感，感则哮喘发焉。然上病外邪，固能如是，而不知肾气虚者，脾气衰者，一经劳动，亦易喘急，是以喘势有加无已，标本同病也。

六味　泻白　麦冬　苏子　牛膝　竹沥

胡（奉贤）　似哮非哮，而实肝肾下虚，气已早不归元。苟有所伤，则下气上逆，吸不归根而喘矣。速为静养，以免虚脱。

金水六君　生脉　牛膝　牡蛎　胡桃肉　杏仁　金匮肾气丸、金水六君丸（二味和匀，清晨青铅一两，煎汤送下。）

朱（吴江）　愈发愈勤之哮，肺经病也，肾气虚矣。然究其两经所病，未有不因乎脾衰，衰则所进饮食，生痰生饮，内可以动肾气，外可以招肺风。欲断此哮，必须崇土。况现在咳嗽独甚寅时前后，食积生痰，更宜崇土者乎。

六君　神曲　炒楂　麦芽

杨（安徽）　哮喘时发，发则胸闷咳逆，卧难着枕，病之常也。惟所出之痰，或带红色，口中之味，亦作气秽，肩背酸痛，脉形小数。肺胃两经，必有伏热在里，蒸开毛窍，容易招风，最为累事。现在哮止二日，吐出之痰，黏而且黄，尚从咳出，不能不以清法。

桑皮　骨皮　杏仁　冬瓜子　丝瓜络　白果　川贝　苏子　芦根　浮石　苡仁

如哮喘发作时加莱菔子　白芥子　紫菀　桔梗

朱（吴江，复诊）　至哉坤元，万物资生，所进饮食，生气生血，不致生痰生饮，咳嗽自除。所谓治病必求其本，诚哉是言也。

六君　九味资生丸

又：（丸方）金水六君合参苓白术加神曲　麦芽　山楂

杨（关上）　肺俞伏痰，招风则发哮喘，呀呷有声，卧难着枕，甚至寒热分争。近来平善之事，呼吸短气，痰声不利，脉象弦滑。肺胃两经都被痰所贮也，权以导涤法。

指迷茯苓丸　苏子　橘红　杏仁　炙草　旋覆花

音 烁

卜　肺气本虚之体，不耐风邪外感，音烁不扬。

诃子散

又（丙转）金实无声，金破亦无声。金声不外扬，两手脉小，责其肺气久虚，元府不闭，风邪得而袭之，是虚为本，实为标矣。

诃子散　玉屏风　紫菀　石菖蒲

曹（震泽）　土能生金，金声不能嘹亮者，土气必虚。虚则补之，盖补土即所以生金。

异功　诃子　通草　桔梗

徐（枫泾）　去秋失血，其咳尚轻，惟冬间一咳，已交初夏皆剧。音烁于上，便溏于下，能食无力，或嗌干，或咽痛。想是劳倦伤脾，不能制湿于中，焉能生金于上。防喘。

诃子肉　通草　桔梗　甘草　茯苓　骨皮　桑皮　苡仁　川贝麦冬

张（平望）　语声暗暗然不彻者，心膈间病。心膈之间肺也，肺病则次指无力，脉小而滑，滑则为痰，小则为虚，肺既虚矣，自易贮痰。

桑叶　枇杷叶　杏仁　炙草　川贝　降香　竹沥　诃子肉

胸　痹

单（海门）　胸痹者，胸中阳气不通也。久则难变，必须日就月将，庶转旋吉，否防吐血。

瓜蒌　薤白　半夏　旋覆花　丝瓜络　冬瓜子　橘络　延胡
金铃子

荣（青浦）　心痛彻背，是名胸痹。久而不化，适值燥气加临，咳嗽未了，咽喉干燥，痰内带红，脉形细小，理之不易。

瓜蒌　薤白　橘红　枳壳　杏仁　桑叶　枇杷露

张（齐门）　胸痛彻背，呕吐厥逆，脉左弦甚。想是中阳不旷，而肝风载痰上逆也。

瓜蒌薤白半夏汤　金铃子散　苏子　杏仁　旋覆花

任（无锡）　胸痛彻背，延及于旁，又兼咳嗽。此阳气不旷，风痰交阻于中，久防动血。

栝蒌薤白半夏汤加白酒　旋覆花　杏仁　枳壳　橘红　茯苓

万（嘉兴）　胸痹初愈，脉形弦滑，舌苔糙浊。脾胃阳虚，湿痰内阻。

生冬术（枳实，拌炒）　半夏　瓜蒌　薤白　茯苓　炙草　益智仁
旋覆花　生姜　橘红　谷芽

金（接驾桥）　背痛彻之于胸，胸痛亦彻之于背，其中之阳气安在哉！然脉虚而弦，白苔满布，小溲短赤，气逆为噫，更有湿浊在里，郁而不化也。

治中合连理　越鞠

徐（湖州）　胸脘作痛，延及背胁，舌苔满布，脉象细弦。阳虚不旷，湿邪寒气凝结于中，无从化解也。从胸痹例治法。

栝蒌薤白半夏汤　推气　吴仙　六安

谭（侍其巷）　动则气逆　从胸膺之间，逆入两肩部分，作胀作酸，舌苔满白，脉息小弦。此系胸阳不旷，湿痰阻气也。

旋覆花汤合瓜蒌薤白半夏汤　桂枝　橘红

又：胸为阳位，非温不可。所以温通之下，气之逆者已和其半；半之留落者，尚须加减用之。

栝蒌薤白半夏汤　二陈　茯苓丸　苏子　旋覆花

痧 瘰

顾（平望）　痧子后久咳不痊，所出之痰，或绿或白，肌肤灼热，口舌干燥，乍不得眠，眠则鼻塞气闷。所患风热之邪，留于营分，肺胃日病、阴液暗伤，即名痧瘰也亦宜。

四物（用生地）　羚羊角　丝瓜络　香苏饮　苇茎汤

又：进前方病衰其半，肺胃两经尚有留落者，不能不以辛凉解散。

四物　香苏饮　苇茎汤　丝瓜络　羚羊角　淡芩

又：脉形小数，小为病退，数为余邪。咳嗽虽轻，尚未了了，补阴之中，寓以消法。

四物　泻白　二母　蛤黛散　淡芩　芦根　枇杷露　另：琼玉膏

脾胃劳倦

黄（海宁）　物物有阴阳，就脾脏言之，亦有阴阳在焉。脾阴为心力所伤，舌苔剥落，口中干燥，容易生热，势所必然。若脾之阳气，都被劳倦所伤，则健运失常，胃家所受水谷，未免作胀，亦易事也。阴无骤长之理，阳有生阴之义，先理脾阳，最为现在要着。

异功合香砂加白芍 谷芽 山楂

周（嘉兴）饥饱失时，脘中作痛，见于背脊时疼之体，劳倦伤脾也。近来咳嗽痰白，未免新风外感，兼理乃妥。

六君合治中加金沸草 前胡 杏仁 紫苏 桑皮 归身

马（海盐）纳食主胃，运化主脾，能纳而不能运，脾弱胃强可知。然脾属土，土之生于火也，火土不合其德，必须补火以生其土。大便干结，少腹有形，刚温本非所宜，主以柔温乃妥。

大熟地 归身炭 枸杞子 怀药 苁蓉 沉香 菟丝饼 柏子仁 广陈皮 冬术 党参 九香虫

自盗汗

胡（松江）头痛之余，夜来盗汗，所谓阳加于阴，此症是也。

桑叶 甘麦 大枣 生地 石决明 茯苓 白芍

李 鼻衄作酸，变为自汗盗汗，神倦神昏。

当归六黄汤 玉屏风

沈（枫桥）失血久咳，盗汗气急，阴不敛阳，阳被邪火所蒸而越，所以外反恶寒。

当归六黄合粉黛散 加枇杷露

周（常熟）产后盗汗，口甜，或发寒热。苍黑肥盛之人，是属阴虚之体，患此乃阴虚湿热也，大补其阴，大清湿热。

当归六黄汤

周（下横） 盗汗阴虚者多，自汗阳虚者少，二者兼而有之，当取并行不悖之方为治。

当归六黄 防风

周（无锡） 温热之邪，从阳而加入于阴，自汗盗汗，皆如雨下，交冬则然，余时惟动则有之。近来心中嘈痛，汗出太多，津液内亏之象，补中寓化为宜。

甘麦大枣 玉屏风 当归六黄 省头草

不 寐

俞（西汇） 卫气行于阳则寤，行于阴则寐。寐少寤多，卫之气行偏于阳分，不入于阴，阴虚不能恋阳，阳不下潜，舍补阴之法，别无他法。

黑归脾 龟板 半夏 秫米

另：磁朱丸

孙（东塘） 不寐，阳跷脉满使然。

秫米 半夏 天王补心丹去远志、桔梗、五味，加竹沥另：朱砂安神丸（三钱，临卧服）

宋（阊门） 夜间少寐，口燥而苔腻，晨起略作干呕。胆府失其清净，胃亦不和。

温胆 半夏秫米汤 枣仁 知母

施 胃不和则卧不安。然胃本和也，必有所以不和之故。左寸脉沉，心气下郁；右关脉弦，湿气内阻。一阻一郁，无不归之于胃。胃虽欲和而不得和也，理所必然。

交感（香附 茯苓） 朱雀（沉香 茯神 人参） 半夏 秫米 枣仁

（川连拌炒） 橘红　夜交藤

陆（吴江）　多病者必须药物，前病既多，服药不少，姑置勿论。就夜来不寐言之，是阳跷脉满也，然满则固然不寐，而夜间仍有寐时，即得寐时容易惊惕而醒，又属肝经伏热，不能藏魂所致。且先藏之。

真珠母丸 （真珠母　熟地　当归　人参　枣仁　柏子仁　茯神　犀角　龙齿　沉香）

又：肝已藏魂，夜能自寐。然肝之火，相火也。心之火，君火也。君火一动，相火无不随之而动，养化肝经固佳，清补心经更妙。

真珠母丸　银花　朱砂安神丸（米饮汤送下。）

胀满痞

祁（昆山）　便血日久不痊，腹形渐满，是血虚不能敛气也。当时大补其血，以敛其气，病情无有不和，既失此着，血反凝而内阻，大腹更满，甚至脐突筋露，妨食气短，变为棘手之候，奈何。

四物合附子理中加牛膝　车前　桃仁　琥珀屑

陆（孝义坊巷）　暴腹胀大、阴故暴，阳即不暴，然则此间之胀大属于暴者，属于阴而不属于阳也显然。足部时疼，现在窃发之余，厥阴肝邪不病于本经而顺乘中土，良有以也，殊属棘手。

茅术理中加木瓜　香附　赤芍　槟榔　川朴

丁（乌镇）　血痢日久，尚患溏泄、大腹胀满，按之如鼓，右脉弦滑而数，饮食递减，神情困倦，脐已平者防突。

厚朴生姜半夏人参汤　煎送小温中丸（一钱五分）　中满分消丸

（一钱五分）

又：溏泄稍和，满痛时作，脉形弦滑，左亦太硬，三虫共食一器，且被肝木所乘。

照前方加金铃子散　青皮　炒楂　（煎送前丸）

又：肝脉一和，腹痛自止，未始不佳。无如右脉弦滑，腹形硬满，脐突溺短，大便还溏，所患之邪，正属不少。

仍照前方去金铃子散，炒楂。加大腹皮　泽泻　赤苓

包（海盐）　酒之湿热，已积二十多年，曾经衄血，又患黄疸，现在单单腹胀，二便违和、口中干苦，脉形弦数，理之棘手，脐虽外突，食尚加餐，下夺之法，可以施行。

小温中丸（八两，每服三钱）　党参（一钱五分）　白术（一钱）　陈皮（一钱）　葛花（一钱五分）　鸡距子（一钱，煎汤送下）

又：土郁夺之，则单腹胀应手而平、然小便已长、尚兼黄色，左脉多弦，鼻衄易流。肝经之湿热未清，尚易传入中土而作反复也。

照前方加茅花（一钱）　绿豆（一两）

石（横泾）　血中有气，血脱气亦从而脱，脱则所主湿邪，不能运化，大腹胀满，日久不痊，脐突筋露，脉小色萎。如其一加喘息，不能下问矣。

附子理中　肉桂　茯苓　橘红　半夏　当归

浮　肿

吴（夹铺桥）　面肿曰风。肿退而变为一身胀满，咳嗽气塞，脉小左浮右沉，溲短肢冷。所感之邪风，自肺而传入脾也，恐为喘塞

而败。

小青龙汤合麻杏石甘汤

王（吴江） 病后移邪于肺，咳嗽不已，继以浮肿，或见小有寒热、溺黄，气升防喘。就病中无汗，卧难着枕而论，当以小青龙法。

小青龙合石膏汤

汪（崇明） 一身尽痛，变为浮肿，是风湿为病也。病已向愈，元气未充，所有余邪，容易招暑，季夏腹中作胀，胀极而满，甚至上下均见浮肿，脉形弦细，舌苔满白，小水不长，以昭阳气内亏。法当温化，以冀不喘。

春泽合防己黄芪

陈（吴江） 男子以自下肿上为逆，究其所以致此之故，湿邪无路可出，气又自外而来，互相交结，故苔白口干，脉弦不能食也。幸未气喘。

防己　茯苓　陈皮　冬术　泽泻　牡蛎　紫苏　桑皮

李（荇门） 因于气为肿，肿之见症，未有不属于气也明矣。然气有虚实，右脉软弱，左关带弦，脾经不足，湿气有余，或因肝气内逆，风邪外触，皆可作也。

茯苓　防己　黄芪　桂枝　冬术　陈皮　干姜　桑皮　炙草

卢 男子自下肿上为逆，已逆而舌苔不生，逆中之逆也，能不虑其喘乎。

防己　石膏　冬术　茯苓　炙草　五加皮　党参　黄芪

另：济生肾气丸　禹余粮丸

陆（北壕） 因于气为肿，然面肿曰风，足胫肿曰水。想是气虚之体，风水外袭而共成此肿也。

防己黄芪汤　茯苓　桂枝　陈皮　制川附　桑皮

251

周（松江） 咳喘于前，浮肿于后，病经一载，脉息沉弦。肺之清肃不行、脾之健运失常、身中痰湿，犯于上焦，或行于下部，漫无向愈之期，非所宜也。

防己茯苓汤 桑皮 五加皮 橘红 川椒目 杏仁 紫菀 苏子

另：金匮肾气丸

吴（江村桥） 风邪从阳而亲上，湿邪从阴而亲下。下肿而延及于上，上肿而累及于中。上下相移，久而时发时止，未有如今日之发而不肯愈也。现在阴囊既肿，大便既溏，湿甚于风之候，治湿为主，治风次之，然不喘乃妥。

五苓 防己 桑皮 陈皮

蒋（无锡） 面部浮肿，延及周身，甚至胀满，又增咳嗽，寒热气逆，不得卧下，二便失调，脉形弦细，此系风邪夹湿，脾肺两伤也。脐已外突，理之棘手。

防己黄芪汤合麻黄汤 羌活 米仁 厚朴 白芍 冬术

又：昨得微汗，卧能得寐，面之浮者稍退，溺之短者稍长，所用之药，似属的对，然余者未便举以为喜。

防己黄芪汤去芪 白芍 冬术 厚朴 腹皮 羌活

又：浮肿日退一日，似属佳兆。然在上者已可，而在下者尚甚。

防己茯苓汤 厚朴 米仁 腹皮 羌活 川椒 白芍 杏仁冬术

又：邪之浮肿于外，虽见日轻，胀满于中，仍然见重，口干且苦，溺短不长，咳嗽气短，四肢逆冷，脉形细小，一饮一食一汤一药，无一舒者，邪气填满脘中，正虚不克消化也。筋已露，脐已突，何从下手？

冬术 厚朴 陈皮 炙草 大腹皮 苏子 杏仁 当归 白芍

肉桂　茯苓

另：小温中丸

徐（金山头）　恶寒发热，隐癖胀逆，加之以浮肿，溺赤嗌干。暑风外感，引动宿病。

败毒去枳壳，加淡芩　荸荠

又：进败毒散肿胀虽减，寒热未除，尚须加减。

清脾饮去术、草果、加党参　防己

又：风邪脱入湿中，脉来冲急，大便溏泄，浮肿，寒热头痛，势非轻者。

防风　冬术　葛根黄芩黄连汤　茯苓　防己　五加皮

又：寒热已除，头痛已止，大便溏泄，皮肤浮肿，中宫胀满，土变敦阜，削去乃妥。

胃苓（甘草　茯苓　苍术　陈皮　白术　肉桂　泽泻　猪苓　厚朴）去桂　加防己

又：太阴腹满，不惟寒湿有余，而且真阳不足，脉冲，下体不温，干不能饮，妨食气满，其势颇险，未便以寒热余邪为主治。

附子治中　平胃　半夏

石（王家溪）　疹疟之风留之于湿，曾经肿胀，今春又发，小有寒热，自汗不渴。右脉濡，左部弦，既无便溺之阻格，又无饮食之违和，其治在表，防脱。

防己　茯苓　桂枝　冬术　黄芪　桑皮　陈皮　腹皮　姜皮

汪（上海）　面肿曰风，足胫肿曰水。风邪从阳而亲上，面部先肿，引动湿邪而亲下，足跗亦肿。如是者前后轻重不齐，现在偏之于上，白苔带黄，脉弦带浮，溺黄不多，气短不长，风多于水是也，不喘乃吉。

防己　冬术　五皮　旋覆花　骨皮

又：风水有郁热之形。

防己　石膏　旋覆花　杏仁　苏子　滑石　五皮

杨（宜兴）　气上冲胸之候，颈脉动，时咳，阴股间寒，足胫肿，目下肿，腹乃大，卧不能正偃，小便不利，苔白气短，脉息沉微。脾肺肾三经阳气内虚，不能运化湿邪，垂成水肿也。恐其喘甚。

桂苓五味甘草汤合小青龙汤加川附子（制）

又：昨进小青龙法，已隔三时之久，胸脘又见气冲，大便先通，浊痰吐后则冲象甫平。显系脾经水湿浊痰阻结于中，究恐喘甚而败。

苏子降气汤

又：大便又通，痰浊又吐，阻结之邪，寻路而出，昨夜之气冲所以免也。然腹满等症尚在，小便不通，肺气不利，脾经不运，故而无向愈之期，不得不虑其喘。

苏子　莱菔子　杏仁　车前　牛膝　冬术　橘红　五加皮　桑皮　大腹皮　赤苓　泽泻

钱（荆溪）　湿邪从阴而侵下，下焦浮肿之时，失于调治，延及中焦，大腹胀满，脐已突，筋渐露，饮食作胀，小水短赤，右脉弦涩，左关独浮过于弦。湿郁为热，阴分已虚，近增咳嗽，防喘。

理苓（理中汤合五苓散）　大腹皮　汉防己　陈皮　苏子　杏仁

另：水泛金匮肾气丸　小温中丸

周（嘉兴）　足胫肿曰水，水湿之气聚于足，消之化之，犹易为也。肿势蔓延于上，大股少腹皆形其状，甚至咳嗽气急，卧难着枕。中上二焦均被邪所侵及，清肃之气已失其常。防喘。

防己　茯苓　冬术　泽泻　猪苓　五加皮　陈皮　杏仁　桑皮苏子　骨皮　大腹皮

马（无锡）　浮肿咳嗽，继以呕吐恶心，曾经向愈。而肿之痞满，独不能除，后即因此而呕吐又作，浮肿又增，二便失调，脉形细小，苔白不渴，足部硬冷。阴虚寒饮使然，恐其喘甚而败。

桑皮　腹皮　苓皮　陈皮　五加皮　杏仁　葶苈　芥子　车前子　白附子　禹余粮丸

张（松江）　肿者钟也，为水湿所钟聚也。钟聚之肿，每甚于足，所谓湿则下先受之是也。然独在于下，邪所当然，而其自下肿上，男子得之，其病为逆。据述此病频发频止，脾虚不能制湿，亦属显然。

四苓　防己　陈皮　厚朴　五加皮　藿香

浦（嘉定）　浮肿自上而下，自下而中，中即胀满，咳嗽不爽，无汗气短，胸痞妨食，脉息浮弦，风邪夹湿，由外而之内也。防喘。苔白便溏，溺。感邪已欲为热，热亦宜清，不能独化风湿。

防己　茯苓　石膏　厚朴　杏仁　泽泻　莱菔子　腹皮　制半夏　桑皮

又：胸之痞，便之溏，似属渐和，咳嗽不作，更为美事。而中宫之胀满，上下之浮肿。苔白气短，溺少口干，脉息沉弦，防食恶风等症，正属不轻。

防己　石膏　厚朴　茯苓　泽泻　莱菔子　桑皮　车前子　香附　霞天曲

浦（嘉定）　足胫肿曰水，水乃湿所聚也，故曰湿胜乃肿。然则肿者钟也，为水湿所钟聚也，今年岁土不及，湿邪无路可消，结而为肿，欲消其所钟之湿，不能不崇其土。

茅术　厚朴　藿香　肉桂　青皮　茯苓　半夏　防己　炮姜　木瓜

包（史家巷）　湿郁之热，为浮为肿为胀，从下而延及上焦，日甚一日。苔白口腻，呕逆恶心，溺短便坚，加以耳鸣，脉小，左关一部独见浮弦，更有风引动于上焦，容易增喘，不能不虑。

五苓　陈皮　防风　防己　半夏　取五皮煎汤代水。

又：脉浮已和，独形弦象，呕逆虽止，浮肿不消。必得小便清长，则上甚之湿热，或者下趋。

五苓　陈皮　半夏　牛膝　五皮饮（煎汤代水）

又：小便不长，膀胱之气化失其常度也。既上之湿，难以下趋，徒增为热，口稍干，龈带疼，脉亦弦中见数也。

桂苓甘露饮去石膏　车前　牛膝　防风　陈皮　五皮饮（煎汤代水）

吴（卢州）　先肿后咳，其治在脾。脾虚不能制湿，反易生痰，不但脾家自肿，而且累及肺金为咳，势已不轻，加之形寒饮冷，肺气更伤。肿满按之作痛，咳逆不爽，惟见薄痰，饮食递减，溺短便溏，脉形郁小，病势有加无已。窃恐清肃不行，健运失常，陡然气喘而败。实必顾虚，泻必先补，昨日行之，毫无动静，想是虚处有益，实处无补。将开鬼门，洁净府两治立方。

五苓合麻黄汤（用肉桂）

又：昨日两法并行，自云合意，病邪之宜乎分散，不问可知，再以小青龙法合而用之。

照前方加小青龙汤

钟（松江）　浮肿经年，漫延于肺，咳喘痰涎，理之棘手。

麻黄　杏仁　石膏　甘草　冬术

吴（山西）　面部之肿，延及中下两焦，溺色短赤，舌苔黄浊，口味干甜，脉形弦数。风邪袭入湿热之中，不喘乃吉。

桂苓甘露饮

陆（俞家桥）　痧后之红瘰时发，发无定时，亦无定处，俗名其怪，实即痧邪未尽也。夹湿则下焦肿烂，招风则上下浮肿，浮肿之形，未交一候，遍及周身，风性之善行而数变也，不问可知。防喘。

茯苓　防己　茅术　防风　枳壳　五加皮　萆薢　荆芥　通草

刘（朱家角）　胸脘痞塞，一身浮肿，咳逆少痰，不能卧下，舌苔薄白，小溲甚少，脉形沉小。此系痰食湿交结不解，其气易塞咽喉，恐其喘厥而败。且以降气法施之。

苏子　归身　橘红　炙草　前胡　肉桂　川朴　干姜　沉香杏仁

痹　症

何（松江）　风寒湿三气杂至，合而为痹。痹久则三气之邪，未有不郁而为热，热处湿中，变为大筋软短，小筋弛长，软短为拘，弛长为痿，痿少拘多，湿热之邪，留于大筋为胜。舒筋一法，在所必需。

苡仁　当归　白芍　白蒺藜丸　威灵仙　木瓜　牛膝　桑枝

周（无锡）　风寒湿三气杂至，合而为痹。痹从腰部腿骱而下，寒湿为多。

苓桂术甘　苁蓉　牛膝　木瓜　防风　防己　当归　秦艽

李（光福）　风寒湿三气杂至，合而为痹。温化为宜。

桂枝汤　二陈　茅术　羌活　萆薢　牛膝　当归　松节

周（吴江）　周痹减半，而其所痹之邪，尚留于肩臂胁部。肺肝两经，都被风湿之痰所阻。

指迷茯苓丸　海桐皮　川断　白芥子

蠲痹去芪、草。

张（江阴）　风寒湿三气杂至，合而为痹，若风气胜者为行痹，若以春遇此为筋痹。此间之痹，四肢游行，发于仲春之候，指臂强而难举，左关脉息弦急，因风而成筋痹，不问可知。

羚羊角散去独活、芎、防，加羌活、片姜黄、甘草、绿豆衣龟板

顾（光福）　右肩臑酸痛，延及臂肩，左脉芤数而浮，血虚招风所致。右属肺，肺气所主，久贮之痰，从而和之为患，兼理为宜。

蠲痹汤去防，加指迷茯苓丸　生姜

秦（东山）　疟中之风湿痰邪窜入经络，以致右肢酸痛，筋脉不舒，渐及于左，一手偏热，口中干苦，脉象弦数，肩背亦有不和之象，此名痹症。

牛蒡子散（牛蒡　豆豉　羌活　地黄　黄芪）合蠲痹去防，加茯苓　炙草　羚羊角　桑枝

大师（长兴）　肩臑臂痛之经络都在三阳，而其累及阴经者，不过十之一二，本非内病可知。然遗精日久，曾患痰疟，又值心力俱劳之体，阴血大伤，不免有血不养筋之义。经筋为患，漫无愈期，所以六脉细小，而左关一部独形浮大也。汤丸并进乃妥。

蠲痹汤

陈（泉州会馆）　痛痹偏之于左，且有痿而不举之形，脉息浮弦。血虚之体，风邪乘此而入也，理之不易。

蠲痹加大生地　木瓜　天麻

张（湖州）　肩背酸疼，形寒少纳，咳嗽久而如此。营虚血痹，风痰交阻于中，不能化解也。

蠲痹汤　指迷茯苓丸

沈（青浦）　气血两亏，肩臑之痛延及手臂，动则如此，静则尚安，非补不可之候。然风痰之留落于其间者，不能不兼理之。

八珍　躏痹去防，加指迷茯苓丸

张（上海）　大股红肿作痛，延及于膝，且至胫骨亦有所伤，本属风寒湿三气杂至合而为痹也。久而不愈，膝骨日大而重，伸而难屈，脉形沉细而弦，欲成鹤膝风，不可忽视。

独活寄生汤　四物汤去芎，加四妙　苡仁　松节

孙（平望）　最虚之体，便是容邪之处。处疡之后，血分暗亏，亏则风湿之邪，乘此而袭，臂肩作痛，自右而移及于左，且兼项背几几，两肢难举，以冬遇此者为骨痹，以春遇此者为筋痹也。亦宜先从筋痹立方。

羚羊角散去独、附，加川断　乌药

孟（常州）　膝骨日大，上下渐形细小，是鹤膝风也。鹤膝风乃风寒湿三气杂至合而为痹之最重者。三气之邪既可为痹于膝，岂不可以挟肺之痰痹于肘耳！盖肺有邪，其气留于两肘，肘之所以痹于左者，左边属血，血属阴，阴血既亏，无怪乎腰脊之凸出，接踵而来也。

据述腰痛于前，咳嗽于后，肺与肾经先受风寒湿三气之邪，郁蒸为热，所以鼻流清涕，小溲常黄，脉形细小，左关独见弦数，右寸独形滑象，甚至身体偏侧肌肉暗削，行步无力，虚态百出。恐其难以支持，因病致虚而脱。

羚羊角　当归　白芍　桂枝　杏仁　知母　羌活　苡仁　制蚕秦艽　桑枝　竹沥　茯苓

潘（南汇）　一臂不举，此为痹，载在《风门》，即名风痹也亦宜。然此痹起于外疡，阴血早虚，虚则风邪内袭，未免有之。古人之治风先养血，非无意也。

四物　川断　乌梢　白蒺藜　苡仁　橘红

钱（湖州）　病后遗邪于筋，筋从转后背作疼，变为下体麻痹，

屈而不伸，以致大筋软短，软短为拘也。

羌独活　熟地　炙草　苡仁　茯苓　木瓜　归身　泽泻　桑寄生　牛膝　秦艽　於术　香附　制蚕　锁阳　丹皮　白芍　五加皮

朱（平湖）　阳明绕遍一身诸络，风热之邪，曾传阳明，阳明之血，从上而溢。既溢之后，一身诸络有如虫行皮中状，是热去风留也。

白蒺藜丸　防风　桑皮　陈皮　忍冬藤　赤芍　苡仁

徐（太仓）　湿热不攘，大筋软短，小筋弛长，软短为拘，弛长为痿。此乃不痿而拘，拘之为病，湿热邪气，独在于大筋，不言而喻。然软短之拘，虽为湿热之不攘，而湿热之中，似乎湿胜乎热，所以脉弦濡小，带有数意，舌苔满布带些黄意，溺不变，口不渴，四肢酸软，经筋酸疼，甚至下病及上，以昭湿则下先受之之义。羌活胜湿汤一法，最为第一要着。

羌活　茅术　茯苓　防风　橘红　金狗脊　半夏　木香　藿香　秦艽　香附　白蒺藜　炙草　当归

疟

周（吴江）　三阴大疟，变为日作，阴经所伏之邪，从阴而出，大妙大妙。孰知疟发日晏一日，所感风邪，仍从风府而下，盖以三阴之阳衰而不旺，不能乘势托出其邪，反被邪乘虚入，虚者益虚，饮食大减，肌肉暗削，身热无力，大腹软满，足跗浮肿，脉微无神，所谓无阳则阴无以化也。际此冬至阳生之候，而有如此病情，危乎危乎！

桂枝　附子理中汤　鳖甲　白芍　鹿角霜

朱（无锡）　痎疟面色苍黄，皮肤浮肿，食则腹泻，自云痞满，舌苔满布，溲液浑浊。此系风湿之邪归并太阴也，不增喘胀乃妥。

桂枝　附子理中汤　防己　陈皮　草果仁

程（竹行头）　但热不寒之疟，渴喜热饮，苔腻节疼，脉微自汗。邪盛阳虚，究恐不克支持而增昏喘。

栝蒌桂枝汤　理中　四兽饮

俞（台州）　三阴疟后，小溲见红，又兼白浊，复为寒热似疟，日夜分争而作，左胁疟母，乘此升逆，口干脉弦，显系留邪于肝脾两经，不宜再厥。

一柴胡饮一柴胡饮从寒散，地芍黄芩陈草赞，内有火而外有邪，四时不正皆能判。　去陈皮　加鳖甲　牛膝　归身

另：鳖甲煎丸

丁（常熟）　三阴疟疾，汗多而不发渴，寒湿为多，寒之余加以梦泄，邪入于肝也。

制首乌　制厚朴　鳖甲　白芍　小青皮　煨姜　生於术　归身炙草　草果仁　云苓　白蔻仁

秦（海州）　间疟变为三日一作，寒重热轻，脘腹胀闷，口鼻干燥而不发渴，脉形细弦，舌苔薄白。想是暑湿内伏，又有燥气加临。

清脾饮去芩　草果　加桑叶　陈皮　神曲　藿香

夏（上塘）　疟属脾寒。寒之为言，非温非热，乃阴象也。阴寒之气，聚于脾经，发于阳明，寒热往来，间日而作，喜饮热汤，舌上苔白腻而浊，脉息濡小之中隐隐带弦，面上之色黄中带白，汗出不少，小溲夜多，少纳少寐，嗳气不舒。际此冬至阳生之候，而患如是见证，阳之虚也甚矣。惟其阳虚，则阴寒之邪更不能消，所病之疟，无怪乎漫无愈期，急须温化。

桂枝汤加首乌　青皮　陈皮　归身　茯苓　厚朴　半夏　草果

包（王天井巷）　三阴大疟，名曰痎疟。痎者老也，言疟老于三阴之界，漫无愈期。近来自觉神呆，且形痞硬，苔白脉迟，阳气渐虚，不但不化疟邪，而疟邪反欲成臌也。急须大补脾阳。

附子理中汤加桂枝　厚朴　陈皮　半夏　茯苓　鹿角尖

吴（太湖上）　疟疾中之寒热，久而未了，咳嗽不止，夜重日轻，口中干苦，舌红苔黄。风邪湿邪，深入营中，无从化解也。

四物桔梗汤　泻白加青蒿　鳖甲　丹皮

尤（光福）　痎疟日久，粘汗头眩，脉形细而隐弦，此虚也，不可以作实治。

何人饮（何首乌　人参　当归　陈皮　生姜）去陈皮，加炙草　白芍　牡蛎　茯神　花粉

吴（关上）　进脾胃法，呕恶已止，纳食亦加，痎疟仍然，隐癖僭逆中宫，脉形弦细，舌苔干腻。暑邪正甚，阳气内伤。

清脾饮去朴　芩，加四兽饮　木瓜　牛膝

马（甘露）　寒热如疟，久而不已，口中干苦，少寐少纳，咳逆，脉细弦数。阴血内亏，留邪于肝也。

四物汤去芎，加羚羊角　青蒿　鳖甲　沙参　川贝　防风　杏仁（去皮）

马（黎里）　痎疟日久，右脉弦细，左部模糊。元阳元气，都被邪侵。

桂枝汤　何人饮加半夏

另：金匮肾气丸（疟歇日服）

王（沈店桥）　痎疟日久，气阴两伤。右脉小，左脉弦数，口干舌红，神疲盗汗，少纳言微。养中寓化为主。

川芎　鳖甲　当归　生地　淡芩　人参　花粉　川贝　橘红

史（芝苓巷）　痎疟生于阴也，阴中之阳不足，则所感风寒湿气，无力以消，来势稍轻，而其移早移晏，自无定期。

桂枝汤加鹿角霜　当归　杜仲　香附　白薇　二陈汤

周（香山）　疟疾本属脾寒，寒热往来，两轻一重，又有三阴大疟之根，肾气更弱，必须温化。

鹿角霜　桂枝　冬术　草果仁　当归　青皮　川朴　半夏　陈皮　穿山甲　鳖甲　茯苓

秦（海门）　三疟皆生于阴，阴经之邪，无阳以化，所以寒重热轻，汗多不渴，项痛腰疼，苔白气喘，脉形弦细，右尺上冲甚锐。恐其枝叶未害，本实先拔，而有不克支持之变。慎之慎之。

桂枝汤合附子理中加青皮　草果仁

龚（昆山）　寒热往来，少阳症也。仲景早用和方。然小柴胡一汤，如遇口中干，咽中痛，往往撤去半夏而用花粉，盖为热伤阴耳。如此类推，则活泼泼地矣。

小柴胡去半夏　合栝蒌根汤，人参易洋参，加元参　川贝　白芍　鳖甲

严按：二师心古法，巨眼如烛。

潘（震泽）　三阴大疟，日久而轻，小有寒热，口干溺赤，体酸，加以咳嗽浓痰。想是疟已伤阴，不耐风寒新感也。

小柴胡汤去半夏，加栝蒌根汤　泻白散　鳖甲　川贝　橘红枇杷叶

马（陆暮）　寒热日作，邪并于阳矣。然其所自来者，三阴也。究须温化。

桂枝汤合何首乌散　二陈加当归　鹿角尖　鳖甲　秦艽

张（宝山）　寒热往来，所发之期，或一日，或两日，或数日，此疟也。

桂枝汤合小柴胡汤加草果　槟榔　橘红　茯苓　神曲

陈（枫泾）　但热不寒之疟，渴喜热饮，苔腻节疼，脉微自汗。邪盛阳虚，究恐不克支持，而增昏喘。

四兽饮加桂枝

金（洞庭山）　三阴大疟，疟邪伤营，血从咳呛而出，法当养化，未便用温。

生地　当归　青蒿　知母　苡米·川贝　白芍　丹皮　鳖甲茅根　枇杷叶

沈（西汇）　风寒之在三阴者，渐从外达，尚被湿热浊痰所阻，寒热分争，自无一定之期，舌苔黄浊，然元阳不足，究难尽达。

小柴胡汤合何人饮加鹿角霜

郑（港口）　湿热召暑，风亦随之。寒热往来，间日而作，舌苔满布而白，脉息浮弦，头痛口干，恶心多汗。

小柴胡汤加羌活　藿香　厚朴　橘红　大腹皮

汪（西汇）　头痛之余，腰痛酸疼，始而小有寒热，后来变为间疟，苔白味辛，胸痞妨食，便溏溺黄，渴喜热饮，脉息浮弦。暑风外感使然。

选奇汤合藿香正气去苏、大腹皮，加柴胡

顾（青浦）　痎疟皆生于阴，阴者肝脾肾三经也。脾肾之脉犹可，而肝之一部，见于左关者，弦而且浮，必有外感之风，留于肝部。良以风喜伤肝，肝为风脏，物以类聚耳！

桂枝汤合柴胡汤　何首乌散加鳖甲　归身

张（关上）　寒热往来，既不能除，又无定时，变为痎疟，已经五六发矣。脉形弦细，痞闷不开，舌苔薄白，饮食甚少，近更咳嗽，口淡溺黄。暑风湿热，归并三阴，不言而喻。

清脾饮加羌活　鸡内金

俞（斜港） 三疟变为间日而作，盗汗隐癖，虚里穴跳，耳鸣筋惕，肝阴虚也，不独余邪为患而已。

桂枝加龙骨牡蛎汤

施（平望） 冬时内不能藏精，外易以伤寒，寒藏精室，不为温病，必变温疟。温疟之形不一，此间先寒后热，甫经得汗而退，而又形寒自汗，然后退清。此等邪气自内而达于外，其所未尽达者，旋由自外而归之于内，虚使然也。十数发后，往往不克支持，而此病已患四十余日，精神不见大衰，想是先天本足，邪虽出入于肾家，犹可相安于无事。但自汗太多，肉削少纳，言微畏寒，阳虚已著，虚波陡起，不能不早以虑之。然补中寓化，已属一定章程，惟酒客湿热素胜，小溲短赤，舌苔满白，用药最难。

六味合桂附（桂用桂枝） 真武加黄连

陈（南京） 三阴痎疟，音烁于上，腹臌于中，便溏于下，三焦又病可知。三阴病于前，三焦病于后也。舌苔冷白，四肢厥冷，脉息全无，阳分比阴分更亏，且至有阴无阳而欲绝也。勉拟生阳一法，然恐鞭长莫及。

来复丹（米汤送下。）

又 一阳来复，脉尚模糊，虽无暴出之忧，而少微续之喜，不足恃也。

生脉散 煎送来复丹。

张（太仓） 三阴疟，右脉细软，左太弦急，脾湿有余，肝肾不足。

八珍汤去芎，加橘红 半夏 青蒿 丹皮 鳖甲

沈（西汇） 痎疟变为日作，邪从外向可知。然脉弱体酸，胸闷少纳，元气内虚，无力化邪之候，只宜养化，以冀虚波不起为妥。

何首乌散（何首乌 陈皮 青皮 甘草 生姜）加神曲 党参

265

又：元虚，内不耐疟邪发作，外不耐暑气所侵，防喘。

何人饮合首乌散

又：痎疟不歇有根，未发以前，已形气短，既发以后，更加气喘。恐其正不克邪而败。

何人饮加红枣　竹沥

叶（周王庙弄）　疟发四末先见酸疼，继以小热，然后寒大作，汗出渐解，舌苔多白，并不发渴，脉形濡小，一轻一重，已经一月有余。显系先患风湿，后患暑邪，气血同病也。

清脾饮加归身　防风

又：寒热仍然，经络有收缩之形，手足指冷，本身之阳气素来不足，无力化邪也。

柴胡　归身　白芍　冬术　茯苓　红枣　桂枝　木瓜　白薇生姜　炙草

张（上海）　痎疟日久，一载有余，轻而未止，瘾疹外发，瘙痒异常，咳嗽日久，痰出不少，舌苔尚白，溺色犹黄，脉形弦数。所患风邪暑湿，欲从三阴传出肺经而不能畅达也。

何人饮去煨姜，合追疟饮（何首乌　当归　甘草　半夏　青皮　陈皮　柴胡）加杏仁　淡芩　白蒺藜

王（太仓）　痎疟皆生于阴，阴经受湿招风，右脉小，左脉浮，足肿不退，脘痛时作，鼻衄易见，小溲色黄。所患风温之邪郁蒸为热，布满三焦，而不能从营卫以畅达也。邪发营卫之时，出入相争，寒热不重，亦不口干，亦不求救于水，是湿更重于风也。

清脾饮去芩，加木瓜　防风

沈（竹行头）　病转为疟，疟以三日一发者，所感暑邪深入三阴也。经事临期，治须兼顾。

柴胡四物汤去夏，加瓜蒌　白薇　鳖甲

又：热重于寒，口干头痛，苔白舌红，脉形弦数，干咳少纳，阴血内亏，不能速化，留邪之兆。

照前方加丹皮　知母　秦艽　谷芽

高（芦墟）　湿热之间疟，内因劳倦伤脾，外因寒邪入肾，所发寒热，变为三日一作，理之不易。

清脾饮去芩，加细辛

又：得汗则寒气先消，而暑湿热三气之邪，尚在三阴之界，无力以消，所以脉形细小之中而带隐弦。

何首乌散加二陈　当归

陆（嘉兴）　痎疟皆生于阴，阴者，三阴也。三阴经深受风寒湿，老于其界，所以寒热往来，止而复作，口不渴，苔黄浊，脉弦而数，四肢微浮。扶正达邪，方为正治。

桂枝汤合何首乌散加茯苓　当归　（疟来日前二时服）。

另：附桂八味丸（三钱，疟歇日，淡盐汤朝服）

李（花街巷）　寒热有往来之意，口中干苦，舌苔薄白，脉细弦数，少阳见证也，当以少阳之法和之。但络伤之体，血分本亏，往往有营虚不能作汗之弊。将此意治，合而用之。至于咳嗽日久，不过兼治而已，未便为主。

小柴胡汤合归柴饮　泻白散

廖（奉贤）　三阴疟邪，曾经归腹而肿，幸尔已结疟母，其邪窃踞于肝胆，所以身热又如疟状，似夹雌雄，脉形弦细，苔白不渴，温化为宜。

清脾饮去芩、柴，加川附　牡蛎　白芍　陈皮

又：痎疟仍属雌雄而作，苔白不渴，腹部又有肿意。邪盛正虚，舍温化奚为。

清脾饮去柴　芩　草，加香附　桂枝　炒楂　木瓜

267

又：疟之雌者已愈，雄者亦轻，岂非美事。无如脐之下旁有内结，按之则硬，动之隐痛，苔白且滑，脉弦而小，阴结阳虚所致。

川附　茯苓　桂枝　於术　陈皮　木香　制蚕　牛膝　当归　白芍　半夏

曹（湖州）　痎疟变为日作，三阴之邪，移出阳经矣。然阳经所受之邪，尚属不少，小有寒热，寒热虽止，而营卫分争之象，仍未脱体。舌苔嫩黄，脘腹不舒，小溲短赤，夜寐少安，咳嗽吐痰，肢体无力，脉形细小。邪少虚多之候，扶正为先，积邪自去。

何首乌散去姜，合何人饮加青蒿　鳖甲　淡芩　丹皮

陈（周庄）　寒热往来，口中干苦，舌色光红，脉弦而数，此伏暑化燥而发，阴气早伤。如欲提出其邪，势必兼顾其阴。

柴胡　白芍　淡芩　花粉　甘草　当归　大生地　沙参

陆（浦庄）　寒热往来，口中干苦，舌苔白腻，脉象弦数，伏暑见症也。久咳且嗽之体，兼理为宜。

小柴胡汤加玉竹　桔梗

某　间疟横连募原者也，转而为日作，道不远，气不深矣，似属可喜。然有轻重之别，转者在卫，重者在营，营分之旧邪未已，而卫分又受新邪，新邪包之于外，旧邪更不能消，比之轻重相等，日衰一日者，未可同日语也。至于无痰不作疟，疟久伤阴，痰多咳嗽而兼血者，总不出乎此意。

何首乌散合清疟饮去栝蒌，合何人饮加紫苏　川贝

周（崇明）　痎疟皆生于阴，阴者，三阴也。三阴之邪，孰多孰少；少阴虽虚，虚者遗精；太阴独实，实则面色黄滞；厥阴则虚实各半，寒热往来，渴喜热饮，动则两胁隐痛，所以左脉细小而带隐弦，右部弦急而滑。欲治其疟，先重清脾，兼和肝肾，不问可知。况浮肿之邪，尚有留于脘腹者，更宜着手。

清脾饮加首乌　当归　陈皮　腹皮　莲须　栀子

沈（湘城）　痎疟八阅月矣。而尚寒重热轻，头中胀痛，喜饮热汤，无汗而解。所感风邪，诚伏三阴之界，而卫中之阳气，营中之阴血安在哉。法当调和营卫，以使所伏之邪且化且达。

桂枝柴胡汤去芩　参，合清脾饮加归身

薛（嘉善）　不寐心悸，肝病也。病则肝虚，虚则招风，风则寒热；寒热之邪袭入肝经，则为痎疟；痎疟之邪，布于阳明，则为时病；时病之邪，仍归肝部，则又变为痎疟。

大生地　归身　白芍　秦艽　鳖甲　青蒿　丹皮　川贝　陈皮

胡（光福司）　人生之阴阳皆有枢机，邪从阳枢而出，则为痎疟；邪从阴机而入，则为泄利。此间三阴大症，虽经十有六发，尚属邪从外达。昨又加之以泄，日夜四、五十行，又属邪从内陷。疟痢并行，元气更乏。况六旬以外之年，精力久衰，何堪磨耐。假使中土皆旺者，犹可生生不息，乃一饮一食，大减于前，反有痰涎上泛，呕哕恶心，甚至疟歇两日，亦小有寒热，以昭脾胃营卫，无一不虚。无怪乎神昏遗溺于疟时，气坠肛门于痢前，即不热不痢之际，火升面赤，少寐多烦等症，不一而足。脉息芤弦者如此，大非所宜。病情既有出入，药饵自宜升降，然升则虚阳随疟而升，降则浊阴随痢而降，各有偏弊，则阴阳更加不固，斟酌其间，惟守中以和营卫，化气以通膀胱，出一理苓汤法。

理苓汤　（即理中汤合五苓散方）

便　血

彭（上海）　心肝所生所藏之血，不能统之于脾，渗入下焦，鲜者紫者尽从粪之前后而出，久而久之，面容黑瘦，脉息芤弦，饮食大减，将有浮喘之形。慎之慎之。

黄土汤（阿胶用蒲黄末拌炒）

又：芤弦之革脉稍和，所患诸症，自属安适，前方的对无疑。所嫌小溲浑浊，内痔作痛，亦须兼理。

黄土汤（阿胶用蒲黄拌炒） 合赤豆当归散

又：温通瘀血，革脉已和，独形芤象，腹痛已除，尚下渗血，痔痛溺浊，饮食虽增，口舌干痛。阴虚留热，暗伤营分可知，仿以黑止红意。

黑地黄丸合赤豆当归散 槐花散

郑（宁波） 心生之血，脾气虚者失其统领之常，不能藏之于肝，反为渗入肠间，血从大便而出，谁曰不然。而不知渗之已久，不独气从下陷，而且阴络暗伤，所有之血，无不从穿处以行，有如轻车熟路，漫无止期，营卫肌肉，皮毛筋骨，有损无益，自知不克支持，饮食减少，言语无神，脉形芤涩而数，归入虚劳重候也。劳者温之，虚者补之，原属一定章程，但血之下者，似属漏卮情状，如不以久塞其孔之法治之，虽日从事于温补，亦属徒然。

黑归脾合赤石脂 龙骨 牡蛎 阿胶 伏龙肝

马（上海） 脾统血，肝藏血，统领失常，所藏者少，则左关脉息虽旺而芤，大便之余，带血不已，舌苔黄燥者如此，法当清养兼施。

加味归脾 大生地 地榆

施（吴江） 脾虚不能统血，或脱于上，或脱于下，补脾之虚，以摄其血，尚易为也。惟凝滞于中，中宫变出块垒者，腹部胀满，最为难治。难治初非不治，然亦竟无许治之理。

四物汤合丹参 炒楂 茺蔚 茯苓 炙草

淋　浊

汪（北壕）　气淋带浊，溺后更疼，左脉大，将见血之兆也。速宜静养。

导赤合大补阴丸加茯神

沈（青浦）　热郁下焦，血淋久而不已，脉数，左部带大。肾水大亏，心火失其所济，下入小肠而出之膀胱经也。

大补阴丸加牛膝　归尾　赤小豆　血余炭

吴（吴江）　阴亏之体，心火下郁小肠，传入膀胱之府，尿中带血，时作时止，左脉沉数，小溲不利。

大补阴丸加牛膝合导赤　火府　另服大补阴丸。

李（通州）　肾虚乃膀胱受热，尿血成淋，脉形沉数，清养为宜。

大补阴丸加归尾　血余炭　琥珀屑

邵（乍浦）　欲便不通，不通而痛，此淋也。脉细而见弦数，干不多饮，必有留热未清，不独下虚而已。若论咳嗽，又属新感。

栝蒌瞿麦汤去附子，加麦冬　杏仁　草梢

苏（吴江）　梦遗之体，变为淋浊，已经一月之久，尚难向愈，《金匮》法主之。

栝蒌瞿麦汤去附子，合封髓丹加智仁

梁（长安）　小便频数而赤，或浑浊，或紫块，脉象沉数，此淋症也。

大补阴丸加瞿麦

又：膏淋血淋，同病下焦，未有不因乎虚，亦未有不因乎热。热如化尽，则膏血之物，庶几下而不痛，始可以独责其虚。

大补阴丸合栝蒌瞿麦汤去附子，加牛膝　血余炭

又：血淋渐止，膏淋亦薄，所患之热，原有化意，必须化尽

乃妥。

照前方加萆薢　黑栀

又：所下之膏，薄且少矣，然当便之时，尚属不利，已便之后，反觉隐疼，肢膝不温，脉小左弦，唇红嗌干，热未全愈，虚日益着。

栝蒌瞿麦丸去附子，加萆薢　黑栀　麦冬　猪脊髓

华（荡口）　膏淋变为血淋，久而不已，脉数左弦，肾被热伤。

大补阴丸加血余炭　珀屑　归尾

张（江阴）　膏淋日久，少腹不和，口干腰楚，肾虚湿热使然。

栝蒌瞿麦丸去附子，加杜仲　萆薢　五倍子　青盐

马（乍浦）　小便不利为癃，痛者为淋。淋虽有五，而其致病之由，多属乎热，而况水液浑浊，皆属乎热，更有明证。

栝蒌瞿麦丸去附子，合导赤加萆薢

钱（常熟）　尿血成块，小溲作痛，脉数苔腻，湿热下注使然。

导赤散加淡芩　小蓟　血余炭　赤苓　灯芯

另：大补阴丸

严（东山）　漏久头痛之体，水亏木旺，不问可知。迩年小便淋痛，其状如脓，迁延不已，衰而复盛，然其所出者，不过水湿浑浊，苔白口干，足冷转筋，左关脉硬，寸部浮急，右惟濡数而已。必有心火湿热，下注于肾与膀胱也。理之不易。

栝蒌瞿麦汤合导赤　火府

裘（新街）　血淋日久不痊，加以咳嗽时作，脉息左细右弦，俱见数象，口燥苔黄。想是中宫湿热，上下充斥，阴液受伤也。

大补阴丸合麦门冬汤

唐（无锡）　胞移热于膀胱，则癃，溺血。水液浑浊，皆属于热。小肠有热者，其人必痔。具此三者而病于一身，若不以凉血之品，

必有性命之忧。

导赤合火府丹加灯芯

丸方：大补阴丸合固本丸　方加萆薢　猪脊髓为丸。

陈（海宁）　心经郁火，下入小肠，变为淋症。曾经见血者，恐有瘀血内阻而喘，不独现在之蒸热口糜为患也。

导赤散加栝蒌根　瞿麦　怀药　淡芩

金（关上）　尿血成淋，小便时无血亦疼，两月有余之病，脉数苔白，嗌干，湿热伤阴也。

大补阴丸加车前　麦冬　灯芯　血余炭

又：血已止，痛未除，病虽减半，尚须小心。

导赤合火府丹　大补阴丸加麦冬　车前　灯芯

又：生心血，通水道。

六味丸加车前　竹叶

另：天王补心丹

杨（专诸巷）　曾患淋症，小便本难，近来小便又淋，变为癃闭，少腹硬满，小便肿胀，苔白不渴，脉小而沉。下焦湿热被寒所遏，膀胱之气化不洗，最为急症。恐其喘汗，慎之。

五苓散加木香　乌药　枳壳　桔梗（二味磨）　葱（一大把）　麝香（三厘）（打成一饼，微温放脐上。）

周（平望）　湿热不攘，大筋软短，小筋弛长，弛长为痿。痿病未痊，又来尿血，近更为淋，脉形细数，阴分更亏，丹溪法主之。

大补阴丸加血余炭　鸡蛋

张（朱家园）　白浊淋症之象，久而不能根除，小溲虽黄，并不作痛，口腻苔浊，嗌干色滞，湿热伤精，精从下漏使然。

封髓丹合三豆饮（赤小豆　黑豆　绿豆　甘草）

另：猪肚丸

朱（嘉兴） 肝肾湿热，不留于中，必犯于下，下焦膏淋血淋，以及小便无端而痛之气淋，时发时止。现在膏淋独见，脉象弦数，白苔满布，加以气从少腹左升，仍不外胃家湿热袭入肝经，扰动精房也。

六味丸

另：猪肚丸

又：气淋不已，势必兼之乎膏，重之以血，下焦营卫，无不受湿热所伤。

六味丸（萸肉易芍） 胡连 牡蛎 洋参

另：猪肚丸

张（浦东） 浊淋日久，继之以膏，重之以血，归入下消门也。

固本丸合黄连解毒汤加沙参

陈（崇明） 湿郁为热，变作砂淋，有如煮海为盐之义。病经半载，左尺脉浮，按之弦数。阴分已伤，正须兼理。

六味丸加海金沙 石苇 知母 黄柏

张（浦东） 痛之缓者，邪之轻也；膏之淋者，阴之虚也。痛减药亦宜减。

沙参 固本合黄连解毒 加萆薢

另：猪肚丸

又：血淋虽止，膏则仍然，补阴不足，泻火有余。

大补阴丸去猪脊髓，合固本加沙参 萆薢 砂仁

另：猪肚丸

又：脾气下陷，则湿热随之，而肾阴之虚者，容易渗入精房。补益中气之法，调补并行为要。

三才封髓丹合补中益气汤去术，加萆薢

另：猪肚丸 威喜丸

274

林（南壕）　淋症见红，孰不知其为热，至于见砂，亦煮海为盐之义，不能不定为热。热邪已久，可以或有或无之淋象，是虚多于实也。

固本合大补阴丸加西洋参　石韦　海金沙

林（南壕）　阴虚湿热，膏淋带血带砂，砂与血淋已愈，而膏则仍然，尚带血砂两意，脉弦细数，养化为宜。

固本合大补阴丸　黄连解毒加党参

朱（关上）　阴虚湿热，白浊血淋，兼而有之，久则气陷不升，苦不胜言。

补中益气合三才（用生地）　滋肾丸（黄柏　知母　肉桂）（煎送）

又：溺病有前后之分。痛在前者，湿热为多。痛在后者，阴虚为甚。湿热渐化，溺前之病自衰，阴分仍虚，溺后之疼不罢。

三才封髓丹

陈（太仓）　阴虚则小便难，难之为日已久，变而为淋，溺管中隐痛，海底亦然。然仅有白浊之形，尚无血淋之意，一则以喜，一则以惧，究须谨慎小心。

栝蒌瞿麦丸去附子，加牛膝合导赤散

孔（鞠花亭）　湿热伤精，梦遗不作，变为白浊下行，而其行之不畅者，留于海底，红热作疼，阴虚湿汗，加以疮疡外发，脉反郁小而数，舌苔腻白，理之必费周旋。

萆薢分清饮去菖蒲，加龙胆草　车前子　茯苓

魏（姚弄）　白浊成淋，湿热之邪所致。

萆薢分清饮

周（闻德桥）　肾与膀胱相为表里，肾虚则溺后余沥，膀胱湿热则溺前见浊，溺之前后同病，而实表里相通，虚实各半之证也。

三才封髓丹

杨（震泽）　败精成浊，常流不息，甚至肢体无力，下部不温，此虚也，当以封法。

三才封髓丹

施（松江）　热淋变为血淋，脉形细数。细属阴亏，数为邪火，清补为宜。

大补阴丸合导赤　火府加灯芯　血余炭

吴（嘉兴）　疟邪与疔毒窜入大经小络，归并膏淋。膏淋不罢，邪又流入于肾，肛门前后之气盘旋酸痛，袭入于冲，左腿内廉之经脉麻木抽痛。病情自上而下，势必自下而上以出之，不惟化导而已。

萆薢分清饮加升麻　柴胡　陈皮　白芍

又：得汗则淋痛大减，升降同用之法，已为合作。然壅者尚未因宣而全去，滞者亦未因通而全消，所以膏淋不尽，阴茎作痒，肛门与左腿麻木抽疼，留而不去。仍取宣通以尽其邪为妥。

萆薢分清饮加归尾　白芍　升柴　柴胡　陈皮

陈（海门）　血因胬肉而瘀，瘀在海底，附在筋经，自幼作疼，至今未愈。脉形沉涩，理之不易。

桃仁（七分）　制军（三分）　炙草（五分）　桂枝（三分）　归尾（五分）红藤（五分）　乌药　木香（二味未抄药量）

又：进桃仁承气汤，当便之时，海底已能不痛，阴茎尚带痒疼，涩脉渐有和意，显系所瘀之血，消者已多，而其留落者，一时未能扫除也。去瘀生新为治之中，仍以毒药寓之。

大生地　当归　白芍　阿胶　桃仁　桂枝　制军　丹参

接服方：六味加当归　丹参　阿胶　赤豆

周（松江）　淋症有五，膏居其一，久而日甚一日，舌苔薄白，脉小左弦，俱见数象。此系湿热之邪传入膀胱，且有肝火窜入其中也。不增喘乃妥。

萆薢分清饮加萹蓄（一钱）

又：分理湿热，淋症仍然，惟淋后之大便，未必如前日随之而下，所患湿热，似有分利之机。然肾主二便，开窍于二阴，后阴之窍既随前阴而欲通，肾亦病焉，不独肝火从之为患而已。

照前方去萹蓄，加两头尖（牡鼠粪）（二十一粒）

施（浙江） 湿热下注为浊，色黄而浓，诸节酸疼，且兼红肿，牙龈作胀，饮食不思，舌苔白腻，大便不调，法当分理。

萆薢分清饮，去菖蒲，合导赤加大豆卷　苡仁

吴（西津桥） 少腹坚硬如石，隐隐作疼，小便不利如癃，又见不约遗溺，瘀血阻气使然。理之棘手。

抵当丸二两，研为细末，取葱汁、白蜜调敷患处。

又 昨法之下，当脐之痛稍和，日间小便不利，夜卧又见遗尿，少腹自觉气坠，当溺必作淋疼，究其所以然者，寒热后湿热夹瘀，复又阻气，郁于其间，理之殊属棘手。

逍遥散　加韭子三钱　抵当丸二两

又 逍遥者，消散其气滞，摇动其血郁也。既消既摇之下，少腹之上部已软，因之淋痛可轻，滞欲散，郁欲开也。但毛际之间，尚属有形，按之坚硬作疼，溺时仍然滴沥，交睫又觉自遗，脉弦数小，气坠未升，《经》言淫气遗溺，痹聚在肾。痹聚者，湿气聚而为痹也。古人治此，必以辛润为主，盖辛能散湿，润能就下故也。

韭子　归身　赤芍　桑螵蛸　木通　滑石　白鱼十四个　鸡内金

吴（吴江） 膏淋日久，往往变作血淋。

知柏八味

金（溪港） 血淋日久，泌别无力，不独小肠之血，传入膀胱，而已成之粪，未归大肠者，亦随小肠之血，渗入膀胱而俱出。昔人

云与交肠有间者，大都类此，然则大便之渐秘，不能不早以虑之。

八正散

遗　精

彭（江阴）　肉虽为墙，筋不为刚，良由无梦而遗，肾虚不能摄精，失其作强之司耳。

三才封髓合水陆二仙（芡实　金樱子）加龙骨　牡蛎　五味

马（王庄）　精浊日久，尚未了了，又梦遗见血，显系精血内亏，俱被湿热所伤，所以左脉细小，右脉弦数。

三才封髓丹

另：猪肚丸

施（芦店）　梦遗日久，腰部作酸，是肾虚也。脉形濡小，左寸过大，舌苔白腻，湿热伤精而动者有之；心火太旺，不能下交于肾，肾气下泄者亦有之。此两端为要，不独填精补髓而已。

熟地　归身　杜仲　炙甘草　於术　茯神　枣仁　半夏　陈皮
党参

彭（溧阳）　肝主疏泄，肾主封藏，疏泄太过，封藏失职，梦遗时作，小便余沥，甚至腰背俱痛，足膝无力，苔白舌紫，脉形细小，左关独大独弦。久而久之，寒热温凉之品，备尝不愈，想是药之难得其宜也。

九龙丹去黄肉加炒楂　龙胆草

又：肝肾两经都被湿热所伤，以致精房不固，所以左关脉息独大独弦，余则皆形细小也。

九龙丹加胆草　牡蛎

另：猪肚丸　威喜丸

叶（上海）　肾者主蛰，封藏之本，欲本之固，势必大补肾阴。

九龙丹去莲肉、须，加党参固本丸

陆（常熟）　肝主疏泄，肾主封藏。封藏之失职，都从疏泄而来。

三才封髓丹

另：猪肚丸　威喜丸

徐（太仓）　肾者主蛰，封藏之本，精之处也。精乃无梦而遗，肾失封藏之本，未有不用蛰方。蛰者，蛰其精也，然精之所遗，已有三年之久，阴分暗虚，虚者热从内起，蒸之于卫，则肌肤灼热；郁之于营，则手足心热。现在手足之心独热，口干多饮，脉来细数，甚至气不宣通，背脊酸疼，少腹不和，肢体无力，病势有加无已，窃恐夏至之一阴不生，而有多将熇熇，不可救药之叹。拟四物二连合清骨饮法，先化其热，后继之以补阴封髓，循循有序，则庶几焉。

四物二连（四物汤　炒黄连　胡黄连）　清骨饮（银柴胡　胡黄连　秦艽　鳖甲　地骨皮　青蒿　知母　甘草）去青蒿，加韭子　藕汁

又：进前方，背脊之酸痛，随即向愈，而内热之蒸蒸，尚与前日相同，此如不罢，势必津液重伤，早以甘露法参入用之，未始非防微杜渐之一术也。

四物去芎，加二连　淡芩　骨皮　川斛　大生地　麦冬　天冬　枇杷露　藕汁

马（胥门）　无梦而遗，劳则为甚，且兼形寒膝酸。此脾胃两亏，封藏不固于内，卫阳失护于外也。

补中益气合封髓加制首乌　牡蛎

又（师转）　形之寒，膝之酸，与卫阳之法而愈，即无梦而遗，亦未再作，未始无固精之功也。然肾为先天之本，三阴之蒂，肾气

279

足则精处其室，而关门自固，肾气虚则封藏失职，而无梦自遗。当以九龙法继之于后。

九龙丹

朱（横泾） 肾主二便，开窍于二阴，大便一用其力，精先外泄，是肾虚也。

河车大造丸

吴（四摆渡） 遗精有三，每以瓶中贮水者为譬。此间脉息，不浮不沉，左关一部独见大弦，既非水满之覆，又非瓶破之漏，是肝经火旺，摇动其精，有如瓶中水，外被物所激而出也。

加味黑归脾去远志，加龙胆草

丸方：三才封髓加味　黑归脾加牡蛎

飞尸遁注（痨瘵之别称，言其相互传染之义）

史（通州） 风邪从阳而亲上，加以尸气和之为胀。

桑皮　陈皮　羌活　防风　枳壳　桔梗　水安息（一钱）　獭肝（五分，磨冲）

施（崇明） 途中遇风作痛，痛从胃脘之上，后及于背，旁及于臂，动则如此，静则可安，已经一载有余，不能向愈。脉小而沉弦，想是冷风中必有飞尸遁注之邪，附而和之为患。

獭肝（一钱）　水安息（二分）　木香　四七汤加橘红

妇 人

毕（洞桥圩） 一阴一阳结，谓之喉痹。所痹所结，仍不离乎一阴一阳之界，然其所以致此，实系乎阳明湿热熏蒸于上，是以久而久之，地道渐形其闭，饮食难以下咽，甚至邪传奇经，带下赤白，气怯神倦，脉软，头晕且眩，不克支持也。防脱。

大熟地 西党参 淡天冬 牛膝 紫石英 川贝 当归身 鹿角霜 龟板胶 竹沥 生甘草 椿根皮

又：进前方一剂，饮食之下咽者稍易，夜来得寐，晨起畅吐浊痰。想是冲脉隶于阳明，阳明之湿热渐化，冲脉之逆气亦能稍和。然须日有起色，庶免喘脱。

照前方

曹（太湖上） 经期落后，带下绵绵，牙龈肿腐，心悸且嘈，两耳时鸣，口中干燥。血虚生热，湿郁为热，二者皆伤八脉也。当从八脉立方。

椿皮丸（臭椿白皮 苍术 枳壳） 四物汤去芎，加鹿角霜 龟板胶 茯神 紫石英 沙参

王（太仓） 产后感冒风邪，肤热形瘦，口干腰痛，褥痨根也。

四物汤加猪腰子 葱白合泻白散加二母 紫苏

朱（武进） 血崩后寒热咳嗽，久而不已，腋下结核，足跗浮肿，脉细弦数，阴亏血弱之体，外感风邪，无力以消化，往往迁延日久，变作虚损，勿以吐血不多而忽之。

地骨皮饮（地黄 当归 川芎 芍药 地骨皮 牡丹皮）去芎，加青蒿 鳖甲 川贝 知母 枇杷露

陆（南浔） 少腹之瘕聚及脘中胀痛，经年不愈，皮肤甲错，大便反溏，脉形细涩，饮食不思，难以支持也。防脱。

四物汤（用生地）　制蚕　童便

龚（湘城）　妇人首重调经，经调则百病不生，此间之月事，或趋前，或落后，责在气不调也。所以当来之日，逆气里急，即在平时，带下腰酸，头晕心悸，少寐耳鸣，诸虚不足之象，竟难脱体。非补不可，非调亦不可。

四乌汤（当归　白芍　川芎　熟地　甘草　香附　乌药）去芎，香附　加紫石英　杜仲　龟板　莲须　甘菊　茯神

周（平湖）　女子以肝为先天，先天不足，月事不来，两目干涩，左关脉息弦而且数且浮。肝经气火，少降多升也。

生地　归身　白芍　桑叶　芝麻　牛膝　甘菊　川贝　丹皮香附　女贞　石决明

郁（江阴）　寒热两月有余而愈，然热尚独留而不能退清者久矣，加之以腹大，重之以癥结，攻痛夜剧，月事不来，饮食递减，大便或溏或结，脉象弦而带涩，带下绵绵，肌肉瘦削，口舌干苦。寒凝血滞，八脉皆虚，棘手之候也。奈何！

紫石英（一钱）　龟板（一钱）　鹿角霜（三钱）　当归（一钱）　白薇（三钱）　白马尿（三酒杯）　香附（一钱）　制蚕（三钱）　童便（一酒杯）

又：癥结渐消，攻痛自除，腹之大者，亦从此渐和，大快事也。然口舌之干苦仍然，身体之留热加剧，带下虽少，月事未来，饮食递减，大便带黑，脉形弦细。八脉交虚，余邪未尽，形神俱夺者如此，容易反复，慎之慎之。

当归　白芍　川芎　大生地　骨皮　丹皮　鹿角霜　龟板　白薇　紫石英　香附　制蚕　童便

陈（枫桥）　月事不来者，胞脉闭也。任主胞胎，任脉为病，女子得之，往往带下瘕聚。此间带下赤色，瘕聚攻痛，如是者久矣，已属重候。加之以内热口干，咳嗽音烁，痰曾带血，少纳肉削，右

脉涩，左关弦数，自下而损及于上，何从下药乎！况因病而用药物，因药物而反增其病，变作真寒假热之体，自古以来，本无治法，作法治之，难又难矣。

椿根皮丸（椿根皮　芍药　良姜　黄柏）　鹿角霜　紫石英　归身北沙参　龟板　麦冬　川贝　茯苓　陈皮　西黄　烟灰

陆（江阴）　经尽之年，月事尚来而无血色，是土败也，血枯也，气虚不能收摄也。无怪乎久而不止，面浮跗肿，嗌干心悸，饮食无味，脉息少神，接踵而来，以昭不克支持之兆。

乌贼鱼骨（三钱）　茜草炭　八珍汤去芎，加鹿角霜　紫石英龟板

俞（徽州）　妇人首重调经，然经有气血之别，又有虚实之分。此间经水前后不调，加之未来之前，脘腹肢节无不作疼，通则即已，是气滞也。所见之红色尚正，而不如往日之多，是血弱也。气滞为实，血弱为虚，二者皆不调和，焉能再孕。然则欲再孕之，势必既和其气，更补其血，以使营卫二十五度各得其常，庶乎近理。至于脘胁时疼，瘰痹违和，口干内热，心悸腰楚，亦营卫不调中之见证，兼理而已。权以逍遥散一补其血虚，一和其气滞者，并驾齐驱小试之。

逍遥散（用茯神）　制香附　枣仁　远志　木香　丹皮

丸方：八珍合乌骨鸡丸　青囊丸加杜仲　丹皮　阿胶

周（乌镇）　脾主湿，湿生痰，痰生热，三者之邪，层出不穷，无一而非脾病。气一病则饮食或多或少，咳嗽时盛时衰，自汗或轻或重，舌上之苔，黄白相兼，口中之味，干苦不和，四肢易肿，指节不舒，经前腹痛，如是者久矣。将来缓以调之，权以汤法。

麦冬　北沙参　川贝　甘草　蛤壳　浮石　淮麦　香附　紫贝齿　茯神　白薇　苡仁　枇杷露

283

丸方：大生地（四两） 归身（二两） 白芍（二两） 香附（二两） 麦冬（二两） 白螺蛳壳（三两） 白薇（二两） 冬术（二两） 阿胶（二两） 牡蛎（三两） 淡芩（一两） 菱皮（一两） 茯苓（四两） 川贝（三两） 蛤壳（三两） 紫贝齿（三两） 苡仁（三两） 橘红（二两）

上为细末，淡蜜水为丸。

某 月事不来者，胞脉闭也。胞脉者，属心而络于胞中。今气上迫肺，心气不得下通，故月事不来也。《内经》已言经闭者，上气迫肺而作干咳之形，无怪乎病经五月，加以营虚则发热，卫虚则恶寒，欲成"一损损于肺，二损损于心"之见证。拟复脉汤与加味泻白散。

炙甘草汤去姜、麻仁，合泻白 淡芩 枣仁

瘀 血

朱（王场河头） 多气多血，莫甚于阳明。胃府每以下行为顺，滋乃逆而上行，血之盈盆盈盏，皆被气之上升，多且久矣，久则难免郁而为热，喉痹失音于上，当脐作痛于中，痹则恐其妨食，痛则更虑其喘厥。脉形细涩而数，中沉两按皆属有力，因病致虚，理之棘手。

芦根 丝瓜络 苡仁 牛膝 冬瓜子 雪羹汤（荸荠、海蜇）

陈（萧家巷） 疟后中脘痞坚，得食则胀，加以咳嗽鼻衄，苔白舌红，血中壅热，气分多痰，非劳即臌之根。速为医治。

雪羹合泻白散加杏仁 茯苓 茅花 枇杷叶

朱（王场河头） 气者，血之帅也，气行则血亦行，气滞则血亦痹。阳明之气失其下行，阳明之血亦从此内痹。痹之既久，又郁为热，虽从咳嗽痰血分消，不足以泄其势，瘀塞于回肠曲折之处，当脐作痛，扪之觉热，二便不利，左足之经筋有时抽痛，脉来涩数，按之有力，肠间有壅塞成痈之象。将《金匮》法参入前方。

制军　丹皮　冬瓜子　桃仁　丝瓜子　苡仁　玄明粉　败酱草

周（震泽）　前方进后，汗出如雨，大便同和，饮食不胀，阳已渐升，胃亦得益，所患之邪，自下而达之于上，自内而出之于外，大快事也。然下利尚未全和，口舌干燥，气虚液耗之时，尚须前法加减。

党参　冬术　茯苓　炙草　黄芪　川连　半夏　泽泻　白芍

吴（西津桥）　少腹坚硬如石，隐隐作疼，小便不利如癃，又见不约遗溺，瘀血阻气使然。理之棘手。

抵当丸（二两），研为细末，取葱汁、白蜜调敷患处。

又：昨法之下，当脐之痛稍和，日间小便不利，夜卧又见遗尿，少腹自觉气坠，当溺必作淋疼，究其所以然者，寒热后湿热夹瘀，复又阻气，郁于其间，理之殊属棘手。

逍遥散加韭子（三钱）　抵当丸（二两）

又：逍遥者，消散其气滞，摇动其血郁也。既消既摇之下，少腹之上部已软，溺之淋痛可轻，滞欲散而郁欲开也。但毛际之间，尚属有形，按之坚硬作疼，溺时仍然滴沥，交睫又觉自遗，脉弦数小，气坠未升，经言淫气遗溺，痹聚在肾。痹聚者，湿气聚而为痹也。古人治此，必以辛润为主，盖辛能散湿，润能就下故也。

韭子　归身　赤芍　桑螵蛸　木通　滑石　白鱼（十四个）　鸡内金

种 子

江（兴化） 右尺相火之脉，宜大而不宜小，小则相火必衰，焉能有子。年未四十，当从再索得男立法，然肝火偏旺，动则心君之火不能下交于肾，肾精尤易疏泄，所以左关一部，弦得太过也。两者不和，调之本非易易，权以荡涤法，然后缓以调之。

香砂六君（用香附） 加白芍 菟丝子

丸方：五味子（一斤） 大熟地（八两） 西党参（八两） 甘杞子（四两） 菟丝子（三两） 覆盆子（四两） 生於术（二两） 制半夏（二两） 新会皮（二两） 真坎炁（十条） 云茯苓（三两） 炙甘草（一两） 绵黄芪（四两）

炼蜜为丸，每服三钱，淡盐汤下。夜服（一钱五分）。服此丸方，切戒猪肉，方能有子。

某（兴化） 阳道不举，举则即泄。可以丸药图之。

大熟地（八两） 党参（八两） 首乌（六两） 龙骨（二两） 诃子肉（五分） 朱砂（五钱） 五味子（八钱） 杞子（二两） 牡蛎（四两） 金樱子（三两，去毛） 菟丝子（三两） 覆盆子（一钱）

炼蜜为丸，再用朱砂为衣。

彭（溧阳） 丸方：大诃子皮（五个） 白龙骨（八两） 朱砂（二钱五分） 砂仁（五钱） （上方即秘元丹，亦名秘真丸）

上为细末，取糯米煮烂糊丸如绿豆大，用朱砂（二钱五分）泛上为衣，空心淡盐汤中滴入煮酒少许，送下两丸。

曹存心医案选按

目 录

温 病

秦（问村） 风温上犯肺经，寒热之时，鼻衄如注。鼻乃肺之外侯，位高气肃，少血多气。惟阳明为多血之乡。热蕴阳明，蒸动络血，脱出于胃，上行清道，此衄之自阳明而出于太阴也。阴分虽亏，必先事于凉血清邪。

鲜生地　侧柏炭　茜根炭　淡黄芩　山栀　净连翘　赤茯苓　细白薇　荆芥

朱（谢家湾） 病逾一候，外热不扬，里邪弥炽，咳逆咽痛，舌绛且剥，神倦粘汗，脉数而郁。风温欲从火化，正气先见不支。如增虚波，甚不稳妥。

香连翘　焦山栀　白薇　赤苓　肥知母　象贝母　鲜沙参　淡芩　青蒿　淡竹叶　活水芦根肉

复诊　去淡芩　加杏仁　瓜蒌皮

温（六村） 风温发瘄，从肺胃来。阳邪不从阳达，陷入于肠，转而为痢。肺与大肠为表里，胃与肠为痢门，无形有质，病归一辙。分头而治，未识能应手否？

粉葛根　淡黄芩　香连丸　赤芍　桔梗　银花炭　江枳壳　山楂炭　大力子　连翘壳　西河柳枝叶

玄仁按：此症为麻疹夹痢疾，药用葛根芩连加味止痢；柽柳、牛蒡疏风透疹；复以银、翘清热解毒。用药周到，案语亦精当明了。

彭 湿温亲时，邪火独炽，伏时湿浊齐露。症经七日，正属缠绵之际。现在热势已退，脉尚弦数。症情颇安，脉情颇逆。凭脉不

291

凭证之训,其一征也。

穹术　生石膏　知母　连翘壳　淡子芩　杏仁　郁金　飞滑石　红栀　槟榔

玄仁按:此病必有白腻苔,热势虽退而脉还弦数,因凭脉而投以苍术白虎汤加味。

邹　伏邪内溃,身热加剧,自觉昏昏不爽,舌苔满白,干不多饮,而反汗多口腻者,夹湿也。防变。

达原饮去草果　加赤苓

徐　寒热将两候,不类乎疟,上鼻衄,下如痢,舌绛,脉右数。肠胃暑毒内蕴,证情涉险。

小川连　淡黄芩　统连翘　赤芍　青皮　郁金　香青蒿　地榆炭　益元散　鲜荷边

郑　热势或盛或衰,去来如潮。其来也,非朝感暮发;其去也,非旦汗夕安。盖暑湿之伏于夏而发于秋,其邪不在表而在里。病则动关三焦,而募原,而阳明,最为粘腻,剥去一重,推出一重。汗吐下俱无当也。俟两候外平善,以冀弋获。

制茅术　川朴　草果　肥知母　炒香豉　连翘壳　滑石　黑山栀　淡子芩　海南子

金(苏尖)　喉痹本属外感。现在喉中腐痛之外,身热无汗,红点隐约,更属外感,此名重感也亦宜。然目兼上视,竟有谵语之忧变。

豆豉　连翘　牛蒡　通草　荆芥　鲜地　蝉衣　赤芍　大贝　杏仁　西河柳　茅根

玄仁按:此为痧痧症。药用解肌透达,兼以甘寒解　毒,乃此症初起治法。

疟 疾

笪 劳倦伤中。间疟十余作，汗多喜唾，右脉无神，舌苔白腻。不独中虚，阳亦告困。防脱。

小建中汤 青皮 草果 淡黄芩 白术 绵芪皮 青蒿

施 三疟伤阳，阳衰则阴邪弥合，四体恒寒，六脉已绝。阳一分将尽矣，奈何？

制川附青盐水拌，七分 淡干姜一钱 炙甘草一钱 西洋参元米炒，一钱

另：金匮肾气丸一两。

复诊 真阳渐转，阴寒外达，脉复肢温，是佳兆也。寒热无汗。病邪初彻，元阳素亏，安危未定。

桂枝 赤芍 白薇 杏仁 制半 象贝 大豆卷 桑叶 橘红 花粉 赤苓

金（璜泾） 怀麟五六月之间，脾胃司胎，无力以化疟邪。疟势颇盛，窃恐伤胎坠下。就口渴喜饮热汤而论，当以茅术白虎汤加减治之。

茅术 生石膏 肥知母 白粳米 甘草 纹银 白苧麻 苏梗 薄橘红 竹茹 砂仁 桑枝

痢 疾

徐六河 痢疾古称滞下，亦谓之肠澼。凡暑湿外伤经络，则为疟；内伤肠脏则为痢。痢之一证，无形多而有质少也。兹先泻后痢，脾邪传肾。痢后夺精，肾复叠伤。今经一月，前阴短缩，后窍

溜水。《内经》云：肾主二便，开窍于二阴。肾阴因久痢而耗竭，肾阳亦因痢久而虚衰。肾兼水火，水亏火亦衰也。不内外因之体，常行升令，其关键处，全凭中土有权，庶几培植先天。缓图之计，实不得已之数也。今舌苔花剥，下溜如厄，中州失安，此一征也。脉右小数，凝按无神，胃元告困，脾液下流，又一征也。势必阴竭阳绝，阴尽痢止而后已，奈何？

金匮肾气丸炒炭　茯苓　炮姜　於术炭　台参须　米粉炒阿胶　东白芍　元米炒洋参　荷蒂　赤石脂

复诊　久痢伤阴，阴伤必累乎阳。少阴之开阖失司，肾兼水火，水亏火亦衰也。

大熟地切，制川附三分浸汁拌炒　归身　奎白芍上肉桂三分酒浸拌炒　人参　赤石脂　炮姜炭　於术土炒　真阿胶蛤粉拌炒荷蒂　乌梅炭　煅龙骨　云茯苓

玄仁按：此症痢下如水，"后窍溜水"。故方用桃花汤温中涩肠，肾气丸温肾，四君健脾。增入之药，亦均恰当病机。

胡（常熟南门外）　痢疾古称滞下。滞下者，暑邪食皆可壅滞于肠胃，从下而泄也。泄而畅下者，便可不疼，疼则下而不畅也显然。然则痢疾门中，首推芍药汤，良有以也。

制锦纹　川雅连吴萸炒　淡黄芩　赤芍　木香　全当归　花槟榔　川厚朴　甘草

顾（浒浦）　下痢白积，腹不痛，里尚急，色萎黄，脉濡数。脾虚气陷，中土无权，实少虚多，从乎虚治。

大有芪　冬术炭　西贡潞　防风　枳壳　升麻炭　炮姜炭　煨木香　乌梅炭

李（河村）　下痢红积，将及二月。苔白带黄带黑，不惟后重腹疼，而且气升胀逆。易增呃忒肢冷，勿泛视之。

驻车丸　吴萸炒川连　蒲黄炒阿胶　茯苓　三奇散

玄仁按：驻车丸中已有川连、阿胶，再加此二味，似嫌重复。

曹（支川）　痢久无不伤阴，腑热多还于脏。所以久下红积，咳嗽作焉。继以音闪喉痒，肉削少纳，舌红脉细。此与下损及上之意相同，如其损过于脾，浮濡之证，接踵而至，则不许治矣。

黄芩汤　泻白散　槐花米　茯苓　川贝

王（才角）　湿热留滞未楚，元阴两见其伤。养化一法，或可两得。

元米炒洋参　白术　土炒当归身　楂炭　煨木香　粉桔梗　炙甘草　酒炒芍　驻车丸　滑石

复诊　前方既适，损益用之。

西洋参　冬术　山楂炭　地榆炭　橘红　乌梅肉　升麻　滑石　驻车丸

泄　泻

钱　脾虚积湿，阳运失司。

土炒冬术　白蔻仁　苡仁　益智仁　白扁豆　煨木香　怀山药　茯苓　干荷蒂　炙草

秦（问村）　久泄脾虚气陷，中州之湿热随气下注，始而伤气，继则伤营。粪中带红带白，腹中不痛。实少虚多。即宗古人七虚三实例治。

西贡潞　生冬术　炮姜　茯苓　煨木香　丹皮　升麻炭　怀山药　小川连　炙草　伏龙肝

玄仁按：此症粪中有红白粘冻，故补脾之中，参入香连丸。

黄 疸

萧（天字号）　黄乃中央土色，入通于脾。脾虚则黄色外露，中州之湿热从此泛溢。然黄病有阴阳虚实之分，是症也，虽从湿热而来，参诸脉象，责在脾虚。况酒客中虚，湿热尤甚，而湿热之邪，全赖脾以运之。阳运不司，乾健失职，素积之邪，从何而解。且湿热之淹留不化，脾元受此无穷之累，将来中气不立，真阳淹没，《内经》所谓失守之证也。拟景岳法。

西党参　归身　远志　建莲肉　怀山药　干姜　仙灵脾　制茅术　冬术　桂枝　茵陈　茯苓　泽泻　木香　炙草

玄仁按：此茵陈五苓散加味，治脾虚湿热偏于湿重之黄疸，可称恰对病机。

中 风

徐（梅李）　外邪引动内风，骤尔偏中在左，左属血虚，而运气痰内扰，血中气病也。质素丰腴，气阳早泄。风邪从阳亲上，湿邪从阴亲下，风湿相搏，气痰交滞。其来有渐，其去亦不易也。

川桂枝　白芍　炙草　巴戟肉　络石藤　制半夏　白茯苓　西绵芪　橘红　秦艽　粉当归　白蒺藜鸡子黄拌炒竹沥　姜汁冲

咳 喘

蔡（塘坊桥）　哮为上喘，喘出于肺也。肺本清肃，何以作喘？

而不知肺为贮痰之器，容易招风，亦易阻气。气机不利，则呀呷有声矣。

三子养亲汤　指迷茯苓丸

柯（高墙段）　痰饮咳嗽本甚于冬，今已延及初秋，痰浓口燥。风化之火，胎中之火，无不伤之于肺。

白虎汤

玄仁按：火热伤肺而咳，用白虎以清热生津，竟不兼用肺药，所谓治病必求其本也。

翁（湖田）　胃热上冲其面，面红而四肢必厥，病根又属乎肝，然则肝火内旺，自可以摇精，亦可以动血，并可以刑金咳嗽。

大生地　麦冬肉　白芍　茯苓　北沙参　川百合　生苡米　广陈皮　石决明　清阿胶　川贝母　茅根　炙甘草

虚　损

黄（周行桥）　脉大为劳，失血之脉必芤，芤而且大，因失血而成瘵也，不问可知。然劳者逸之，以使阴火不冲，胃气得清，则咳嗽，神倦，色青等症，亦可渐入佳境，然非烈汉不能。

四阴煎　百花　川贝　杏仁　阿胶

褚（苏州）　望得色夭肉削，闻得咳嗽气短，问得便溏少纳，切得脉涩而弦。四诊之下，无一而非积虚成损，积损成瘵也。劳者温之，损者益之，虚者补之。

六味　生脉　干河车　陈皮　坎炁

章（虹桥）　咳嗽而见音嘶，金受火刑也。为日已久，肺花生疡，一饮一食，无不呛逆，嗌干咽痛，脉形软数。虚损极矣，奈何？

八仙长寿　知柏　元参　白芍

另：鸡子一具，留白去黄，入制半夏三粒，杵碎，再滴醋一茶匙，安置铁圈上，放在武火中煎三沸。取出独将鸡子吃之，一日一二次。

玄仁按：肺花生疮，即喉癣。其症喉咽形如苔藓，痒而微痛，声音嘶哑，由肝肾阴亏，相火上尤，肺阴耗损而成。故方用麦味地黄加知柏治之。

内伤杂病

冯（白茆）　不知味香，五脏皆有伤意，不独胃气无权而已。脉软心烦，虚阳渐露，日重一日。不得已，仿《内经》谷肉果菜，食养尽之之训，罗列几品以调之。

台参须　麦盐橄榄　扁豆散　砂仁　燕窝　陈皮　淮小麦

林（福山）　土能生金，金声不能嘹亮者，土气必虚。虚则补之，盖补土即所以生金。

异功散　桔梗半生半炒　通草半生半焙　诃子肉半生半煨

徐（昆山）　善食而瘦，是食侎。寒不甚，热不甚，是名解侎。诊得脉缓而细，缓为脾脉，细属血亏，肌肉自削，营卫不谐，所进饮食，徒供给其虚耗而已。

黑归脾汤去远志　加丹皮

玄仁按：《内经》谓食侎（yì亦）症是多食而形瘦。解侎症为肢体困倦，骨肉懈怠，少气懒言，形体消瘦。可见此病当还有肢体困倦等候，故方用黑归脾汤加减，以健脾益气补血为治也。

血 症

盛（西周市） 木旺于春，春气助肝上升，必乘胃土，胃中所聚之血，容易妄行。究其由来，水亏不能涵木也。

党参固本　十大功劳叶　旱莲草　芍药　甘草

另膏方：干剪叶一斤　忍冬藤十斤

洗净寸截，和入清水煮汁，去渣，熬浓成膏，溶入龟板胶四两，清阿胶三两，白蜜八两收之。

韩（昆山） 阳络伤则血外溢。血从口鼻而出，张氏所谓大衄血也。《内经》云：缓则治本，急则治标。当以黑止法。

鲜生地　茜根炭　荷叶炭　侧柏炭　炒丹皮　三七　丝瓜络　猩绛屑　咸秋石　白薇

钟（六县） 阳络伤则血外溢，血外溢则吐血。凡血得热则行，得寒则凝，动止必随乎阳，升降必随乎气，所谓阴必从阳，血随乎气。盖血属阴而气属阳，阴主静，阳主动，营行迟，卫行疾。络中之血，常被气阳激动，不止一络中出，而统提诸络，并从阳明而出。且血乃气配，久之气失所依，虚气游行，漫无止期。前人治血不应，必治其气。正治从治，权变法耳。搜索枯肠，俾得应手为幸。非然则正经之血溢尽无余，而吸取一身之血，倾囊而出，能无虑其冒脱乎！

台参须　花蕊石　清童便　归身　白薇　三七　童真　侧柏炭　大生地　绵芪

施（花庄） 咯血证自古以来未有不言乎肾病者，然肾病诚能咯血，而血之咯者，已经十有余载，而面无晦滞，气无喘状，左脉虽小，不见其数，右寸关部数而且浮。肺胃之间，必有湿热内伏，所以湿热一门，多有咯痰，而湿热之邪，传其营分者，岂有不形咯

299

血。然则咯痰、咯血，亦关乎肺胃，不过同出异名耳。

玉女煎　童真

黄（董浜）　久咳阳络恒伤，动则气喘，舌本带辣，脉右数，左细弦。心阴不足，肝火偏旺，而肺金清肃之令久已失司。法当兼理。

鲜生地　侧柏炭　淡秋石　茯神　茅根　川贝母　地骨皮　冬桑叶　生蛤壳　款冬花　冬虫夏草

浮肿　臌胀

居（浒浦）　下焦肿者从乎湿。脾阳久弱，积阴不化，足膝浮肿，至夜则剧。气陷不举，阴中阳亦馁也。

金匮肾气丸　绵芪　桂木　茯苓　炙草　生冬术　汉防己　牛膝　茺蔚　丹参　升麻　橘红

朋（通海镇）　脾虚则湿热内郁为臌。从去郁陈莝例治之。

川朴　冬术　腹皮　赤苓　紫苏　泽泻　莱菔子　香附

另：小温中丸

癖　积

夏（梅李）　壮人无积，痃癖乃积中之一，踞于右偏，适在脐旁，偏之于上。气分受伤，为病非痰即食。所成三年之久。可磨而不可攻。

鸡金散　雪羹　归芍六君丸

徐（九里）　胃为市廛，百物所聚，气血痰邪，并聚于胃，久之结而成癖。偏在左旁，下连少腹，按之坚，大如盘，痛着不移。症邪为害，血中气病也。时令木气渐旺，肝邪肆横，乘胃贼脾，势所必至。拙见或攻或补，两属非宜。盖攻其癖，癖不散；补其虚，虚无益。用泄肝和胃，磨积软坚。日积月累之症，徒恃药力，恐无益也。

蓬术　川芎　香附　山栀　神曲　枳实　青皮　瓦楞子　延胡　桂木　雪羹

朱（沈市）瘀血结于少腹，坚硬如石，月事虽通，淋漓不断，其色多黑。治以温通。

四物汤　制天虫　白马尿　制香附　泽兰叶

洪（湖田）阳虚于下，湿痹于中。少腹硬满如石，小便滴沥而下。比之不利为癃，更进一层。恐增喘汗而惫。

五苓散　白鱼　滑石　木香　牛膝

另：抵当丸五两。研细，入醋、葱汁、白蜜调，涂硬处。

玄仁按：白鱼（原本作"白条鱼"。今据《金匮》"滑石白鱼散"方改），即衣鱼。生于久藏衣帛及古书中。咸温有毒，功能利尿通淋。抵当丸治下焦蓄血，少腹硬满，今改内服为外敷，具有巧思。

又　硬者稍红，癃者稍利，将前方守之可也。

前方加戎盐一分

又　小便似和而不能畅通，少腹似和而尚硬满，舌苔湿白，脉息微弦。阳气大虚，无力以通其痹也。

五苓散　加川附　木香　韭子　归尾　穿山甲　桃仁

又　病情如作，湿白之苔渐变糙色，脉形带数。所结之邪郁而化热，阳虚难化也。

五苓合滑石白鱼散　加木香　韭子　槟榔

煎送抵当丸二钱

又　大便已通，瘀血食积未有不从此而去。然腹之坚者虽软，

301

其形尚大，苔色嫩黄，口干溺热，脉形弦数，小溲通而不利。湿热郁结于膀胱，势所必然。

四苓合青囊丸　加韭子　木香　滑石　白鱼　槟榔　沉香

脘腹痛

夏（吴市）　脾为使，胃为市。胃能为市，则食而知味；脾不为使，则食而作痛。古语云：食入而痛，是有积也。无乃胃家有积，脾虚不能使其消乎？

归芍六君　保和丸同煎　雪羹

沈（玄帝庙）　胃脘久疼，时静时躁，躁则有形，静则无迹。肠鸣吐水，甚至四肢逆冷。寒热错杂之邪，出入于肝胃两经。防厥。

黄连汤去姜　枣　加乌梅丸同煎

余（方浜）　肝经受寒，胃家积湿。以致三焦之生气内伤，巨阳之引精失职。申酉之间，脘中必痛，得后与气，虽则快然如衰，总不及一卧而安。胃必以和，升降自如也。

二陈汤　良附丸　越鞠丸　薤白　鸡距　葛花　旋覆花

玄仁按：脘痛一卧而安，似属中虚之象。越鞠丸改为黄芪建中，或许对病情更贴切。

方（支川）　腰为肾之府，奇经所循之经也。腹痛连腰，经邪入络，诊脉沉弦，舌白不渴。风寒袭入奇经之络无疑。

上肉桂　赤芍　炙草　防风根　晚蚕砂　木防己　茯苓　姜黄　白蒺藜

王（吴市）　绕脐痛，或延少腹，旬日矣。昨晚经水适来适断，胃不思纳，粘汗时出，脉濡弦，舌红苔腻。肝邪滞气，奇经暗病。

气血虽伤，尚难投补。古人谓痛无补法，不通则痛是也。防厥脱。

旋覆花　猩绛　茺蔚子　归须　广郁金　延胡　青皮　制香附　枣仁　茯神　淮小麦　大红枣

复诊　前方加制半夏　炒秫米

噎膈　呕吐

施（通海镇）　失血之余，阴血下损。七情郁怒，五志阳升。食饮下咽即吐，胶痰腥秽，大便闭结，心中如焚，狂渴冷饮，左脉微细而涩，右脉沉实而滑。《经》云：三阳结，谓之格。此症血液大亏，阳火锢结。所谓阴枯于下，阳结于上矣。又云：天气在秘塞，地气在冒明。必得天气下降，然后地道自通。然六旬外之年，膈症垂成。危期迫矣，奈何！不得已，仿喻氏法，希冀侥幸而已。

台人参　旋覆花　代赭石　半夏　归身　杏仁　天麦冬　橘红　炙草

另：用荔枝一枚，入蜒蚰一条，冰片少许，将荔枝肉包好，外用壳合线缚，含口内，冷涎利出即咽下，尽，吐出。

复诊　服药后，下结粪畅甚，右脉稍柔，诸恙依然。再仿前法，参以理痰气。

台参　旋覆　青皮　陈皮　乌药　半夏　炙草　楂肉　乌梅

另：代赭石三钱，研末。参汤调服。

三诊　呕止进谷，脉亦柔和，佳兆是也。心中如焚，口渴引饮。虚阳未宁故也。

六君子　川连　川柏　乌梅炭

玄仁按：此病得力，尤在代赭石一味。代赭研末，用参汤调服更佳，我曾验证过。

黄（梅李） 肠主津液，津液内枯，不能敷布于下，大便艰难。已形下膈。而得食噎塞者，更难调治。盖下既不通，必返于上也。

大生地 白芍 归身 沉香 淡苁蓉 火麻仁 柏子仁 橘红 半夏 甘杞子 青盐 玄明粉 鲜首乌 竹沥

田（田家巷） 食已乃吐，吐必得阳而来，亦必探吐以出。阳明胃经，必有瘀热在里，所以脉数口渴。

制军六两 苏子二两 莱菔子三两 白芥子一两

为末。将青盐橄榄十枚，泡汤，泛丸。每服二钱。

痰　症

吴（问村） 恶味为臭，半载不痊。痰火之怪，往往如此。

礞石滚痰丸七钱

分七服，饭后开水送下。

金（张市） 胆者中正之官，决断出焉。胆精不足，决断无能。多疑多虑，变作晦淫惑疾。

十味温胆汤

痫　症

陈（张泾） 水亏于下，火浮于上，挟痰于行，变为痫症。

黄丹一两 白矾二两

二味入银罐中煅红，为末。入腊茶一两，取不落水猪心血为丸，辰砂为衣，如绿豆大。每服卅丸。茶下。

遗 精

赵（苏州） 遗精有三，或以瓶中贮水者为譬。此乃脉息不浮不沉，左关独见太弦。既非水满之覆，又非瓶破之漏，是肝经火旺，摇动其精，有如瓶中之水，被外物所激而出也。

加味黑归脾去远志　龙胆草

丸方：三才封髓丹　加味黑归脾　龙胆草　生牡蛎。

失 眠

季（常熟） 卫气行阳则寤，行阴则寐。寐少寤多。卫气偏行阳分，不入于阴，阴虚不能敛阳，阳不下潜。舍补阴之外，别无他法可求。

黑归脾　龟板　半夏秫米汤

另：磁硃丸

虫 病

张（六河） 中虚湿热生虫，然虫必有风，兼理之。

槟榔　雷丸　杏仁　防风　茯苓　冬术　陈皮　锡灰　川楝子

原注：人身游热，化而为虫，如萤出于腐草中，亦气化也。或得地之气，或得人之气，感气而生，动者一也。善行数变，非风不成。虫必有风，金针暗度。

痰核

葛（支川） 肝胆气郁之痰，结于耳下，一载未愈。近来胀痛，发热，脉形不畅。势欲发扬外溃也。法当消散。

黑逍遥　二陈　丹皮　昆布　海藻　白芥子

雷（三里桥） 乳囊，肝胃所循之经也。痰核结于此间，久而不愈。胃家所贮之痰，即因肝经偶郁之气所结。

十味逍遥　两头尖　橘核　蒲公英

痹症

唐（支川） 项背强几几然，是风也。风无出路，或行于左，或行于右，痛楚靡常，脉缓细小。无血以行其风，反有湿气为伍。

桂枝汤　当归　冬术　茯苓

另：刺风池、风府二穴。

孔（彭家桥） 风寒湿三气合而为痹，痹在足经。流走不定者，风气胜也。邪入足之至阴，已四载不痊。法当搜剔。

活络丹一丸

煮酒送下。

白癜风

朱（谢桥） 白癜风。此风从外来，入于气分，则为白也。风性善行，急须化之，息之，以冀不再蔓延为妥。

白鲜皮　白蒺藜　大麻仁　防风　归身　白芍　桑叶　云苓

脐 突

花（绍兴） 脐乃上下之枢也，内通肾气。肾气先天之气也。气被先天之物蒸动而开，开则肠胃游热之邪亦从而内动。脐从外突，日大一日，有似蟠桃光景，不知脐突而不肯已也。天地之大，无所不有，人身之病，亦无不有怪。则其气必乱，调理中焦，为第一要着。

连理汤　牛膝

原注：此人年甫四旬，患症脐大如斗，形如蟠桃，按之坚热，视之紫黑。据说初患脐汁，曾用麝香、荳苗等敷脐法，于是愈敷愈大，延成是证。

玄仁按：此证罕有，似为脐疝。先生药用理中调理中焦，牛膝活血，消症。颇具巧思，但不知其效如何！

妇 科

张（白茆新市） 寒热类疟十余发后，骤然咳嗽络伤，血从上溢，溢后胎元从此不动。少阴养胎之候，血去则失其养，而水源欲绝。腹中阵痛，面胱带青，神情倦怠，脉数而芤。邪热有伤胎之兆，正气有欲脱之机。不下则危，下之则危且迫矣，奈何？

生脉散　当归身　绵黄芪　白芍　青蒿　淡子芩　茺蔚子　香附
复诊　原方加淡姜渣　刀豆子

玄仁按：忽加姜渣、刀豆子二味，想必另有呕恶、呃逆症状。

徐（茅浜） 脉弦无力，两尺软弱，怀麟五六月之间，脾胃司胎，腹腰频痛，绵绵带下，病经月余。此属八脉损伤，肝肾大亏之候也。久延不已，有伤胎之虑。拟从奇经立法。

淡苁蓉　柏子霜　菟丝饼　归身　石莲　炒杞子　左牡蛎　辰茯神　甘菊花　桑螵蛸　水炙甘草

高（大虹桥）　逆产三朝，今晚不语神迷，舌黑兼白，少腹坠痛，小有寒热。风温郁遏，瘀逆上蒙。三冲之忌，尤险冲心。

西血珀　大生地　归身　荆芥炭　泽兰　天竺黄　郁金　楂肉　赤茯神　连翘心　五灵脂　生延胡

杨（小市桥）　产后二月，气血未复，寒热止而复作，忽冷忽热，周身骨节烦疼，脉虚舌白。此属营卫二气大衰，阴阳偏胜为忽冷忽热；阳明虚不司束筋骨而利机关，则身痛；土虚则木乘，心中惊惕。拟以调和营卫，培土泄木，冀其寒热渐平。

川桂枝　归身　白芍　炙甘草　天花粉　炮姜炭　牡蛎　茯苓　红枣

王（塘桥）　少腹痛，癸水适来不止，经两旬矣。肝邪乘胃，病及奇经也。

粉归身　黑山栀　茺蔚　西赤芍　柴胡　茯苓　穹术　甘草　丹皮　乌药　制香附　醋延胡　青皮　棕炭

王（庙浜）　停经三月，卒然血下如崩，腹中板痛，尚带淋漓。新血去而瘀滞凝。谨调乃嘱。

大生地　荆芥炭　炮姜炭　当归　赤芍　泽兰　延胡　茺蔚子　白薇

郭（问村）　带下，经事不调，腰脊酸痛，怔忡。病在奇经，当与八脉推求。

淡苁蓉　归身　柏子仁　炒杞子　菊花　枣仁　茯苓　生杜仲　炙甘草　丹参　茺蔚